安徽非物质文化遗产丛书

传统医药卷

张恒春中医药

安徽省文化和旅游厅 组织编写

主编 李济仁 副主编 黄辉 王鹏

王伟杰
丁苏琴
杨琪
王忱玉
◎编著

时代出版传媒股份有限公司
安徽科学技术出版社

图书在版编目(CIP)数据

张恒春中医药 / 王伟杰等编著. --合肥:安徽科学技术出版社,2020.7
（安徽非物质文化遗产丛书.传统医药卷）
ISBN 978-7-5337-8079-1

Ⅰ.①张… Ⅱ.①王… Ⅲ.①中国医药学-文化-介绍-安徽 Ⅳ.①R2-05

中国版本图书馆 CIP 数据核字（2019）第 276812 号

张恒春中医药　　　　　　　　王伟杰　丁苏琴　杨琪　王忱玉　编著

出版人：丁凌云　　　选题策划：蒋贤骏　余登兵　　策划编辑：王宜
责任编辑：王宜　　　责任校对：张枫　　　　　　　责任印制：梁东兵
装帧设计：武迪
出版发行：时代出版传媒股份有限公司　　http://www.press-mart.com
　　　　　安徽科学技术出版社　　　　　　http://www.ahstp.net
（合肥市政务文化新区翡翠路 1118 号出版传媒广场,邮编:230071）
电话：(0551)63533330
印　　制：合肥华云印务有限责任公司　　电话:(0551)63418899
（如发现印装质量问题,影响阅读,请与印刷厂商联系调换）

开本：710×1010　1/16　　　印张：10　　　字数：200 千
版次：2020 年 7 月第 1 版　　2020 年 7 月第 1 次印刷

ISBN 978-7-5337-8079-1　　　　　　　　　　定价：48.00 元

安徽非物质文化遗产丛书
出版委员会

丛 书 前 言

皖地灵秀,文脉绵长;风物流韵,信俗呈彩。淮河、长江、新安江三条水系将安徽这方土地划分为北、中、南三个区域,成就了三种各具风范和神韵的文化气质。皖北的奔放豪迈、皖中的兼容并蓄、皖南的婉约细腻共同构成了一幅丰富而生动的安徽人文风俗画卷,形成了诸多独具魅力的非物质文化遗产。

习近平总书记指出,文化自信是一个国家、一个民族发展中更基本、更深沉、更持久的力量,坚定中国特色社会主义道路自信、理论自信、制度自信,说到底就是要坚定文化自信,没有文化的繁荣兴盛,就没有中华民族伟大复兴。

非物质文化遗产是各族人民世代相承、与民众生活密切相关的传统文化的表现形式和文化空间,是中华传统文化活态存续的丰富呈现。守望它们,就是守望我们的精神家园;传承它们,就是延续我们的文化血脉。

安徽省现有国家级非物质文化遗产代表性项目88项,省级非物质文化遗产代表性项目479项。其中,宣纸传统制作技艺、传统木结构营造技艺(徽派传统民居建筑营造技艺)、珠算(程大位珠算法)3项入选联合国教科文组织命名的人类口头与非物质文化遗产名录。

为认真学习贯彻习近平总书记关于弘扬中华优秀传统文化系列重要讲话精神,落实《中国传统工艺振兴计划》及《安徽省实施中华优秀文化传承发展工程工作方案》,安徽省文化和旅游厅、安徽出版集团安徽科学技术出版社共同策划实施"安徽非物质文化遗产丛书"出版工程,编辑出版一套面向大众的非物质文化遗产精品普及读物。丛书力求准确性与生动性兼顾,知识性与故事性兼顾,技艺与人物兼顾,文字叙述与画面呈现兼顾,艺术评价与地方特色描

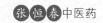

述兼顾,全方位展示安徽优秀的非物质文化遗产(简称"非遗"),讲好安徽故事,讲好中国故事。

本丛书坚持开放式策划,经过多次磋商沟通,在听取各方专家学者意见的基础上,编委会确定精选传统技艺类、传统美术类、传统医药类非遗项目分成三卷首批出版,基本上每个项目为一个单册。

各分册以故事性导言开篇,生动讲述各非遗项目的"前世今生"。书中有历史沿革和价值分析,有特色技艺展示,有经典作品解读,有传承谱系描绘,还有关于活态传承与保护路径的探索和思考等,旨在对非遗项目进行多维度的呈现。

各分册作者中,有的是长期从事相关项目研究的专家,在数年甚至数十年跟踪关注和研究中积累了丰富的资料;有的是相关项目的国家级非物质文化遗产代表性传承人,他们能深刻理解和诠释各项技艺的核心内涵,这在一定程度上保证了丛书的科学性、权威性、史料性和知识性。同时,为了利于传播,丛书在行文上讲究深入浅出,在排版上强调图文并茂。本丛书的面世将填补安徽非物质文化遗产研究成果集中展示的空白,同时也可为后续研究提供有益借鉴。

传承非遗,融陈出新,是我们共同的使命。宣传安徽文化,建设文化强省,是我们共同的责任。希望本丛书能成为非遗普及精品读物,让更多的人认识非遗、走近非遗,共同推动非遗保护传承事业生生不息、薪火相传。

CONTENTS

001

第一章　百年老号张恒春

009

第二章　中药世家　根深叶茂

　第一节　七代谱系　源远流长/010

　第二节　始于嘉庆　发端鸠兹/016

　第三节　声名鹊起　状元坊口/024

　第四节　金字招牌　"三块半"/030

035

第三章　恒春情怀　国药文化

　第一节　立足市井　遍设分号/036

　第二节　江南善门　济世惠民/040

　第三节　祖训高悬　虔诚天知/049

　第四节　徽韵浸润　崇儒重义/052

059

第四章　良工名医　尊古创新

　第一节　古法炮制　道地药材/060

　第二节　潜心精制　丸散膏丹/068

　第三节　四时养生　渐成民俗/075

　第四节　医药双修　延续家风/084

　　一、医药兼备的传统/084

　　二、坐堂医生制度/086

　　三、医药双修学徒制/090

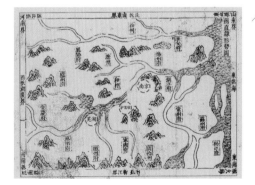

095

第五章　富福同享　上善若水

第一节　开天辟地　"公和兴"/097
第二节　首创先河　"管事制"/103
第三节　薪金福利　润物无声/107
第四节　账房文化　同业互助/113

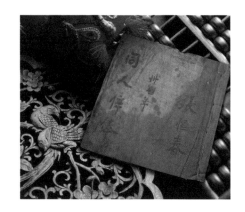

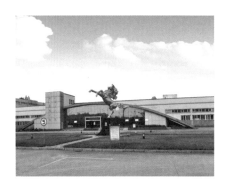

121

第六章　薪火相传　国药飘香

第一节　贾而好儒　知行合一/123
第二节　匠心传承　非遗保护/131
第三节　秘方逢春　群英荟萃/136
第四节　春风沐雨　创新发展/142

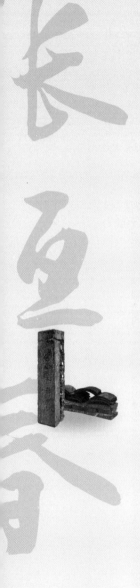

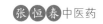

　　恒德永怀芳流桔井,春光久驻花灿芝庭。张恒春,这个曾经被誉为国药"三块半招牌"之一的响当当的老字号,"遐迩闻名,大江南北,堪称巨擘",不仅彪炳国药史册,更是中医药文化宝库中的一块瑰宝。

　　张恒春始创于嘉庆五年(1800),几经周折,终于兴盛于鸠兹故地,古老商埠的芜湖。与以服务于皇家宫廷闻名于世的北京同仁堂,以服务于军旅起家的杭州胡庆余,以参茸滋补品享誉全国、亦官亦商的汉口叶开泰不同,发祥并昌盛于集镇、商埠的张恒春,长期扎根于以商民为主体的社会环境之中,来自草根,服务百姓,并在这一过程中,成长、发展、壮大。

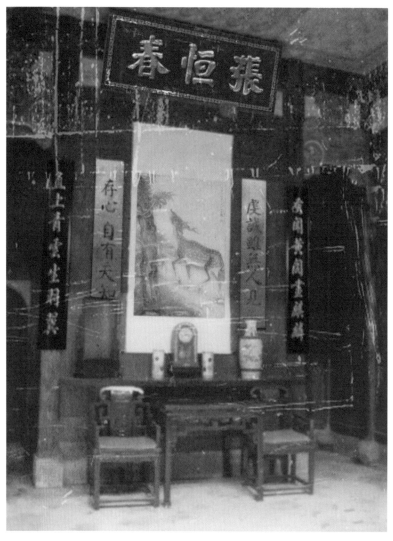

民国时期
张恒春药号正厅

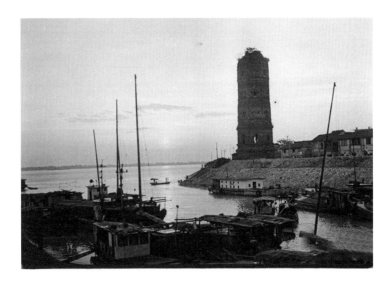

青弋江与长江交汇
口的宝塔根寺码头

　　芜湖地处长江中下游南岸,南倚皖南山系,北望江淮平原,她就像一颗璀璨的明珠,镶嵌在长江与青弋江交汇口。浩浩长江水,自城西南向东北缓缓流过,赋予了芜湖这座城市开阔的胸襟。发源于黄山山脉、逶迤秀丽的青弋江,给予了芜湖灵动而深厚的情怀。人类探索外部世界的冲动和彼此之间沟通交流的欲望与需求,打造了这里水陆通衢、南北交通之枢纽。基于突出的地理优势,古老的吴越文化与荆楚文化在这里碰撞、融合,激荡出两千余年的文明之火;徽州大山深处孕育的徽文化从这里勃发、启航,走向全国各地,走向世界舞台。在这片沃土上,中华医药根深叶茂,道地药材集散,医学大家咸聚。从明代医官薛铠建"医学解宇"(医药学校)到清代顾世澄著《疡医大全》,从徽商汪一龙设"正田药号"到近现代闻名杏林的芜湖中医世家徐文田、滕如松、李少白、杨芳田等,积淀了芜湖厚重的中医药传统。

　　19世纪中叶,西方资本主义的坚船利炮打开了古老中国的大门,中华民族面临着亘古未有的变局。当然,危中有机,在西风欧雨的冲刷下,万马齐喑的中华大地萌发出了新的思想、新的文明。芜湖,因其滨江临海的区位率先经受了这样的危机与考验。同时,作为长江沿岸地区重要商埠之一的芜湖,商贾云集,百姓聚居,各类疾患层出不穷,民间对医药的需求激增。

　　在特殊的时空交汇点,一个出自江苏溧水泗庄村的杏林世家,选择了这块浸透着徽风皖韵、初淋着西风欧雨的大地,竖起了张恒春药号的招牌,以虔诚制药利苍生、九死一生终不悔的精神,在源远流长的杏林药苑里,兢兢业业、深

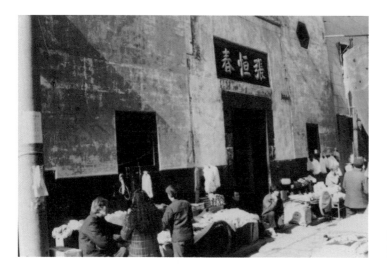

20世纪80年代初状元坊口张恒春老号

耕细作,历久而弥坚,书写了中华医药史上的一段传奇,为中医药文化增添了一抹绚丽的色彩。

　　当历史的镜头定格在清朝嘉庆五年即公元1800年,一位姓张名宏泰的药师从江苏溧水泗庄村,来到了皖北的凤阳府,以"恒久"之心、"回春"之愿,始创了张恒春药号。然而,在"十年就有九年荒"的凤阳,百姓疾苦,疫病流行,宅心仁厚的张宏泰广施丸散救助百姓,终究入不敷出、家财几尽,铩羽而归。

　　从凤阳府、当涂护驾墩到芜湖的初创期,是张恒春药号创立与成长的曲折过程。这一阶段,先祖遵循仁术济世、诚信为本的原则,扎根基层,面向平民,为张恒春未来的发展及其精神文化内涵的确立,打下了坚实的基础。1867年至20世纪20年代是芜湖张恒春药号状元坊口店建成营业与发展期,并以此为中心遍设分号、坐庄。这一阶段,先辈秉承以仁存心、崇儒重义的理念,坚持

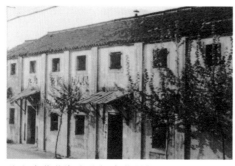

公私合营芜湖市张恒春药号加工厂

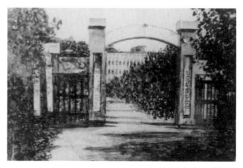

国营芜湖中药厂

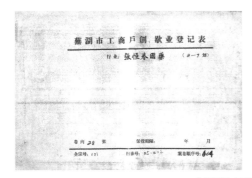
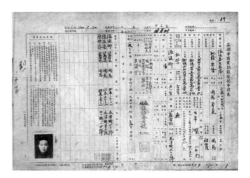

1950年张恒春国药工商户登记表

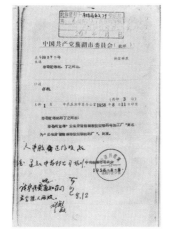
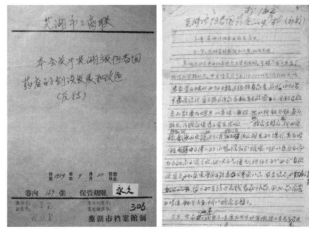

1958年更名批复文件　　　　　　　　1959年张恒春国药店的创设发展和改造(手稿)

"次货不上柜,配方遵古法",抓住特定的历史机遇,走上了一条多元化的经营之路,社会影响扩大,资本积累趋快,进入鼎盛时期。正是在这一进程中,张恒春药号形成了自己独具特色的"富福同享"的价值观、"普药立世"的服务观和"尊古创新、医药双修"的文化特质。

　　1937年,由于日本帝国主义发动的全面侵华战争和剧烈的社会动荡,张恒春药号一度面临灭顶之灾,但它依靠自身强大的凝聚力,坚韧不拔、严守底线,历经坎坷与磨难,药号不倒、声誉不减、精神长存。

　　1949年新中国成立,芜湖张恒春进入了一个新时代。为响应政府号召,1955年2月,芜湖张恒春创始人张文金孙子、时任经理的张健卿正式提出了国药号公私合营的申请,5月获批准。同年12月,为实行药店与中药生产相分离,成立"公私合营芜湖市张恒春药号加工厂";1958年8月更名为"公私合营芜湖市张恒春制药厂"。1959年1月起,实行全面国营,更名为"芜湖中药厂"。

20世纪80年代,芜湖中药厂恢复张恒春制药厂的招牌,被国家中医药管理局确认为全国56家重点中药厂之一,同时,被国家中医药管理局评定为重点骨干企业和中成药生产优秀企业。1991年,"张恒春"被当时的国内贸易部认定为"中华老字号"。在改革开放过程中,张恒春制药厂与大多数国有企业一样经历了历史的阵痛,2000年6月,企业改制为张恒春药业有限公司,逐步踏上了可持续发展的轨道。

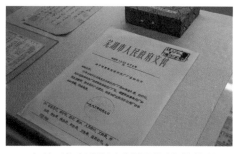

1982年关于恢复张恒春制药厂厂名的批复

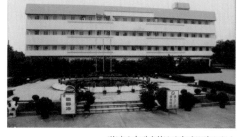

张恒春制药厂东郊路厂址

2003年底,张恒春药业在芜湖经济技术开发区新建成的GMP标准化厂房正式投产,在安徽省内首批通过国家GMP认证;2008年底,所属生产线及剂型一次性通过国家工商总局GMP复认证,从而成为安徽省著名的现代化中药企业。张恒春药业管理层采取了一手抓生产经营,一手抓企业文化建设,高度重视与挖掘张恒春悠久的历史文化,在传承与弘扬优秀的传统中医药文化基础

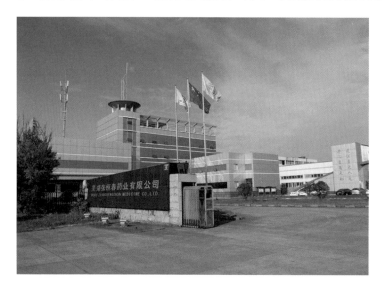

芜湖经济技术开发区新厂大门

上,用现代化的理论与知识进行企业文化的整合与重构,以铸造企业的核心价值体系,使之焕发出新的活力,从而不断提升综合竞争力。

自2009年以来,张恒春药业组建了企业文化建设团队,由当代传人王伟杰亲自挂帅,聘请专家学者开展了

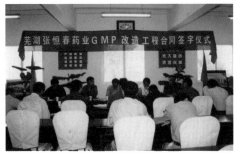

2001年GMP改造工程启动仪式

大量的文史调研和田野调查活动,对张恒春药号的历史进行了全面而细致的梳理与研究,发掘、整理了张恒春中医药文化的核心内容与价值理念,并成功申报安徽省非物质文化遗产保护名录,使张恒春中医药文化这一古老中华医药宝库中的一块瑰宝,得以熠熠生辉。

张恒春在其历史发展过程中,逐步形成了具有自身独特魅力与特点的中医药文化。正是这一中医药文化,维系着张恒春历百折而不挠、承压力而奋进的企业形象。

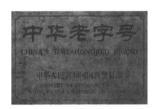

中华老字号牌匾

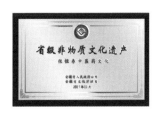

安徽省非物质文化遗产牌匾

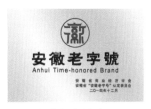

安徽老字号牌匾

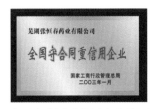

全国守合同重信用企业牌匾

张恒春中医药文化将中华传统文化及中医药文化的优秀元素融入自身的实践中,形成了"贾而至诚的立业文化""医药双修的执业文化""富福同享的兴业文化"等独具特色的内涵。它是张恒春药号的珍贵文化遗产,更是国药领域的宝贵精神财富。它源于实践,升华为一种信仰、一种理念、一种方法,必将进一步地指导社会实践。

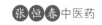

张恒春中医药文化绵延两百多年，历史悠长，谱系清晰。其于19世纪创制的鸡药等药方、半夏炮制法等炮制技艺，在实践中得以不断精进并延续至今；其贾而至诚、医药双修和富福同享的理念在经历时代变迁后仍得以坚持并不断传承发展，充分体现了它的历史价值。

张恒春中医药文化产生于以商贸立市的芜湖，其服务对象以商民为主，从而造就了张恒春中医药文化的亲民性特征。它强调医药兼备，方便平民问诊寻药。它遵循当地饮食传统，坚守"时令药膳"理念，根据本地饮食习俗及群众体质，独创鸡药、雪酒等药膳服务百姓。它针对芜湖码头城市，结合商旅汇聚和人流不息而导致的传染病、流行病多发的特点，重视普药、特效药生产，塑造了百姓药房的亲民化形象。

张恒春中医药文化诞生于浸润着徽风皖韵的芜湖，深受徽文化的熏陶，是徽文化在医药领域的体现。其存心于仁、存心于义、以义取利、诚信为本的理念，体现了贾而好儒的徽商文化；并具化为特点鲜明的"富福同享"的价值观，丰富了徽文化的内涵。而芜湖作为码头城市具有开放包容的特点，也赋予了张恒春中医药文化敢为人先的品质。使张恒春国药号能够在坚持以中医药为本体原则的同时，创造性地采用了近似资本主义的经营管理方法，推动了张恒春的永续发展，为张恒春中医药文化注入了融合近代文明的勇气与活力。

张恒春中医药文化尊重传统而不拘泥于传统，崇尚先人而不为先人所束缚，是国药在近代国势衰微的历史背景下顺势而为、勇于创新、发奋进取的历史缩影。它源于实践，又从实践中发展，以中医药为本，以西方近代经营管理方法为用，提出"公和兴""抽厘制""管事"等制度，极具开创性。它蕴藏着较为丰富的中药验方、秘方，保存了大量的传统中医治疗病例与医案，是一座弥足珍贵、有待开发的中医药宝库，对于今天张恒春乃至我国的中医药行业发展，都具有十分重要的科学价值。

张恒春中医药文化将中医药经营理念与精细严谨的中药炮制及成药制作技术相结合，融入了传统价值观中的仁义礼智信，是我国优秀传统美德的一个重要载体，在全国人民凝心聚力实现中华民族全面复兴的伟大历史进程中，具有重要的借鉴价值与现实意义。

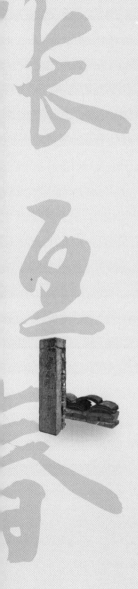

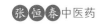

　　江苏溧水是历史上以经营药材闻名的地方,出身于柘塘镇泗庄村医药世家的张宏泰于清嘉庆五年(1800年)来到了皖北凤阳府,初创了张恒春药号。从此,悬壶济世的"回春"之心、恒久弥坚的奋发之志,便渗入张氏家族的精神血脉,代代相传。在清中晚期封建社会崩溃、民族危机的险境中,在山河分裂、军阀混战的黑暗里,张恒春药号从当涂护驾墩到芜湖十里长街,经百余年、历数代人,坚守悬壶济世、妙手回春之初衷,以恒久弥坚的精神,承受无数辛酸、坎坷,兢兢业业,不屈不挠,善于把握机遇,在夹缝中求生存,使张恒春药号从杏林中的一株小草,成长为根深叶茂的参天大树,蜚声于中华国药界,一度被誉为国药"三块半"之金字招牌。

七代谱系　　源远流长

　　自张宏泰在凤阳首创张恒春药号,到21世纪张恒春药业有限公司的成立,跨越两个半世纪,前后薪火相传达七代,其中前六代为张氏传人。

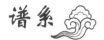

创始人:张宏泰
第一代:张明禄(鸣鹿)
第二代:张文金(经管年限1850—1877)　张文玉　张文彬
　　　　　张文玉(经管年限1877—1890)　张文彬　张敬之
　　　　　张文彬(经管年限1890—1908)　张敬之　张天和
第三代:张敬之(经管年限1908—1919)　张天和　张裕卿
第四代:张伯炎(经管年限1919—1931)　张裕卿　张健卿
第五代:张裕卿(经管年限1931—1938)　张健卿　张筱泉
　　　　　张健卿(经管年限1938—1970)　张筱泉　张子余
第六代:张筱泉　张子余　张泰簇　张泰
第七代:王伟杰
　　　　　安徽省非物质文化遗产"张恒春中医药文化"代表性传承人

张恒春中医药文化传承谱系

张恒春药号始祖张宏泰育有三子：明岐、明嶷、明禄。排行老三的张明禄自幼聪慧、勤奋好学，尤喜研本草、岐黄典籍，深得父亲的喜爱。当张宏泰折羽于凤阳，无奈息业返乡时，身心疲惫，面对已经成年、陆续成家的儿子，他决定分家。于是，他将凤阳的店铺与存药悉数盘给了堂兄张宏顺，将其中的大部分银两分给明

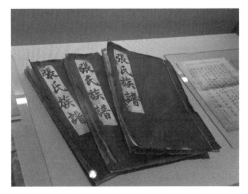

馆藏《张氏族谱》

岐、明嶷，让他们在家乡从事农事耕读，仅以二两白银交付年方十四的明禄作为盘缠，让其赴当涂护驾墩的孙大春药号当学徒。明禄离家时，父亲将他送到村口，一路嘱咐其在东家要勤奋耐劳、任劳任怨，多学些本事，不要忘了张家的祖业。父子俩一直走到村口的大槐树下，方才依依惜别。

年轻气盛的张明禄既有对老父亲偏心兄长的不满，更有雏鹰奋翅的渴望，向着东南方向的护驾墩走去。当时的他并没有想到，家父的这一安排，竟然成就了中华国药史上的一段传奇。

张明禄来到当涂护驾墩孙大春药号，从学徒开始，踏踏实实，一步一个脚印，终于赢得了东家的信任与支持，重建了张恒春药号，实现了其父张宏泰的

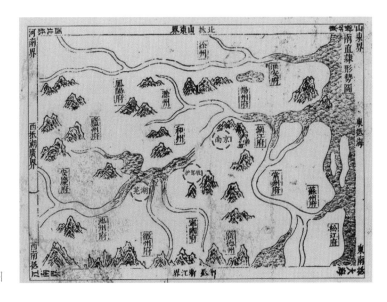

护驾墩地图

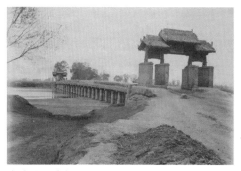
当涂护河古镇旧影

愿望,成为第二代传人。当涂护驾墩位于姑溪河南岸,是一座有着一千七百余年历史的江南古镇,又名护河镇;它是皖南第一大圩——大公圩的北大门,是历史上江宁通往姑孰的交通要道,也是一座码头集镇。这里人口较为集中,往来客旅众多,医术精湛尤擅中医外科的张明禄名声远播,张恒春药号的生意日渐兴隆,护驾墩成了张恒春的发祥之地。

　　光阴荏苒,三十余年转瞬即逝,当年青涩的少年如今已是三个孩子的父亲。护驾墩虽是圩区与姑溪河的码头集镇,但毕竟非交通枢纽,附近人口、来往客旅均有限。具有独到眼光和长远意识的张明禄,决定将张恒春未来发展的基地放在数十里外的两江交汇之处、南北通衢之地的古老商埠芜湖。1850年的一天,明禄将长子文金、次子文玉以及小儿子文彬叫到身边,说道:"护驾墩乃祖业重振之地,为尔等之根基,不可丢也。然护驾墩虽好,可难容兄弟三人在此发展。为父以为,尔等均已成家,当独自立业。观四边形势,唯有芜湖乃商贾重镇,未来发展无可限量。文金乃为兄长,当前往开创事业,光大我张恒春之未来。文玉、文彬须多加辅助,为父为你们祝福。"

　　于是,道光三十年(1850)的暮春,张文金奉父之命携五百两白银,来到了芜湖,选择在上长街的金马门一带租房开铺,创办了芜湖张恒春药号。据张氏

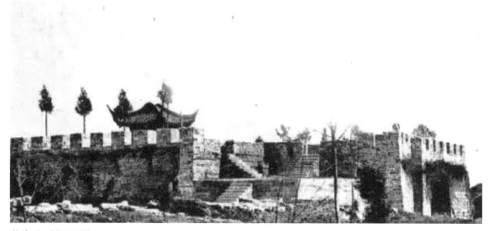
芜湖金马门旧影

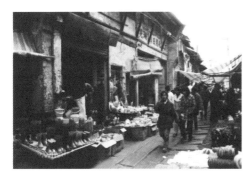

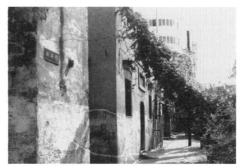

芜湖鱼市街旧影

芜湖曹家巷旧影

传人张健卿回忆:"小时候听姑妈说,祖父曾由护驾墩携带银子四五百两到芜湖去开店。"加上从护驾墩零星调拨的物资,估计原始资本折合为银子千两左右。四年以后,迁入西门城内的鱼市街;咸丰末年再迁至长街曹家巷口,店员增至三十余人,资本已积累至五千多两纹银;为了满足经营发展,六年后即同治六年(1867),在长街原址进行扩建改造,大门正对着状元坊,从此奠定根基,一直延续到解放后。

随着芜湖张恒春药号的顺利发展,明禄又分别派文玉、文彬在丹阳镇及镇南关口开设了张恒春分号。已近暮年的张明禄想起当初父亲分家时的情景,想到自己百年后张恒春药号的命运。古话说"兄弟齐心,其利断金",可是人心趋利实为天性,即使第二代兄弟情深,其后血脉渐疏,恐难维持家族祖业的生存与发展。纵观历代,凡成事业者,均创业难而守成更难,所谓三世而斩、富不过三代,教训历历在目。具有大智慧的张明禄想到了一个原则,这便是"三房共管",即"三子长幼各为一房,不论人丁多寡均按房系计算,除芜湖张恒春老号为三房公有,共同经营外,每房只能开一只无字无记的张恒春药号招牌,其

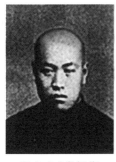

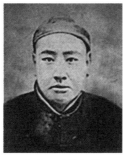

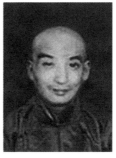

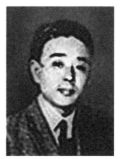

张文金(掌门期
1850—1877)

张文玉(掌门期
1877—1890)

张敬之(掌门期
1908—1919)

张伯炎(掌门期
1919—1931)

余分支点不得袭用,免惑世人,而损商誉。"而正是这一独特的家族企业内部的管理体制,维系着张恒春药号百余年的持续发展。

光绪三年(1877),张文金病故,第二年,明禄仙逝,张家的重担一下子落在了二房张文玉的肩上。根据张明禄生前制定的"三房共管"原则,张文玉接任掌门。据《张氏宗谱》记载:文玉处事精细、谨慎,善于贸易,"能察货价之虚盈,度物情之消长,故货辄赢"。随后,文玉开始采取"深购远销、批零兼营"的方式,在上海、汉口等地设坐庄,相当于现在的"驻外办事处",并派有"庄客",张恒春业务迅速发展。不幸的是,光绪十六年(1890),文玉因在采购药材途中,乘外轮经过黄天荡口即今南京下关一带,轮船失事,独子光源随父同遭没顶之灾。光源遗有二子,谱名:天元、天和。药号不能一日无主,三房的张文彬临危受命,接管店事。在这一时期,基于"三房共管"之原则,张恒春药号施行"兄终弟及"的方式,文金、文玉、文彬相继执掌药号,直至文彬去世,方由张文金之子张敬之执掌芜湖张恒春。

张文金育有三子,献之(谱名光庭)、敬之(谱名光祖)、耀之(谱名光耀)。彼时,张恒春药号进入了快速发展时期,店事繁多,内外交易甚广,非具有开阔之视野、统筹识人善任者可以胜任。在这三房中虽不乏人才,唯有文金次子张敬之更为突出。据说,敬之思维敏捷,心机周密,勇于担当且具有亲和力,善于集思广益、博采众长,在家族中深得信赖。所以,敬之虽非长子,亦被推选为掌门,二房的天和、三房的裕卿(谱名天来)参与管理。

1908年,张敬之接任掌门后,针对业务不断扩大、家族人口的增加和内部利益的复杂化,在张恒春药号实行了"管事制",即由各房推一代表共管企业,另聘一代理人协助处理业务,时称"管事"。这一制度一直延续到20世纪50年代初。

民国八年(1919),敬之去世,长子张伯炎(谱名天煜)继任掌门职位,伯炎堂弟健卿(谱名天松)和裕卿参与管理店务。民国二十年(1931),伯炎年老,由老三房文彬之孙张裕卿继任经理,这时老二房文玉重孙张筱泉(谱名启家)作为二房的代表参加了管理。此时,张氏家族历经数代,人口已经增加到两百余口,各房开枝散叶又有了新三房。于是,各房商量议定由老三房各出一名代表,对张恒春药

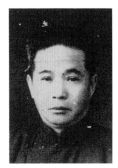

张健卿(掌门期
1938—1955)

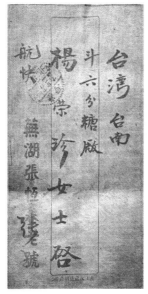
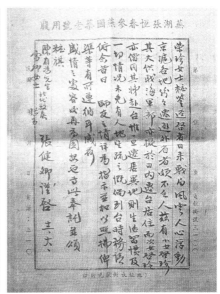

张健卿亲笔信函

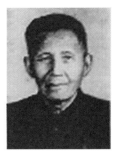

张子余（1911—1994）

号进行经营管理；并且在三房代表中推选一位年长辈分高的担任经理，对外代表企业，对内处理要务，其余两人佐理负责，即一房为主、两房为辅的内部体制；在利益分配上，利润分成三份，无论各房人丁多少，平均分配。这种三房代表共同经营管理张恒春的局面，从伯炎以及裕卿、健卿开始，到1925年逐步形成制度，并固定下来，一直保留到解放以后。

抗战期间，裕卿去世，张健卿作为大房的代表接任经理，是为第五代传人，主持芜湖张恒春老号，张筱泉和张子余（谱名启厚）作为老二房、老三房的代表参与药号的经营管理，持续到全国解放。

1953年，中国在经过了国民经济恢复时期后，开始进入社会主义改造时期。1955年2月，时任安徽省政协委员的张健卿率先向政府提出公私合营申请，同年12月成立"公私合营芜湖市张恒春药号"。1959年1月，转为全民所有制企业。至此，张恒春从家族企业变成了国营企业，开始了集体传承。身为第六代传人的张筱泉、张子余、张泰

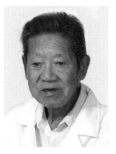

张泰壎（1923—2016）

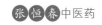

簏、张泰壎等都先后参与其中，他们将张恒春优秀的文化精神带到了国营企业，通过自己的岗位工作和授徒传业活动，将之传承下来。

1978年，中共十一届三中全会拉开了改革开放的序幕，中国开始步入一个新时期。20世纪八九十年代，通化葡萄酒公司为"人参露酒"等高档滋补酒出口的生产事宜，慕名来到国营芜湖张恒春制药厂考察学习，随后展开了一系列合作。其间，作为通化公司代表及技术负责人的王伟杰，为请教酒剂传统调配方法，有幸结识了张恒春第六代传人之一的张泰壎，并成为其徒弟。功夫不负有心人，他先后学习并掌握了中药炮制技术、中药制剂工艺，师承了张恒春的一些独家秘方、验方，成为张恒春中医药文化的第七代传承人。

及至2000年，在张恒春中药厂改制的关键时期，作为入门弟子的王伟杰勇于担当，积极主导张恒春企业改制。在这一过程中，他从张恒春老员工的身上感受到张恒春厚重的文化底蕴，并为其悠久的历史所感动。当张恒春药业迈过了艰难的改制阵痛期后，王伟杰开始着手发掘、整理张恒春的中医药文化，将其纳入新时期企业文化品牌体系建设之中。作为代表性传人，王伟杰表现出对张氏历代先人缔造的张恒春中医药文化的深刻认知，高度尊重并自觉维护这一宝贵的文化遗产，义不容辞地承担起历史传承的重任，让张恒春中医药文化这朵盛开的奇葩在中华国药的园林中永远芬芳。

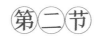

始于嘉庆　发端鸠兹

滴水成溪、聚沙成塔，均源自于岁月的积累。位居全国中药"三块半"招牌之列的张恒春，亦非一蹴而就。自先祖宏泰开始，两百余年间，张恒春药号从发轫于凤阳的小药号到立足皖江中坚芜湖、辐射大江南北的国药金字招牌，历代张氏子孙心怀悬壶济世之志，承无数辛酸、曲折，历多少坎坷、危机，不屈不挠，善于把握机遇，深耕细作，终于成就了张恒春这枝国药之花的灿烂。

千百年来，"学而优则仕"一直是中国读书人心目中的信条。自隋唐以来，

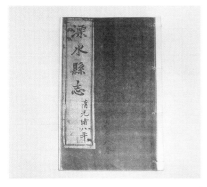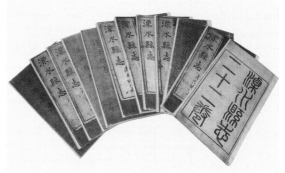

清光绪修《溧水县志》

科举取士制度的确立,为寒门子弟改变命运提供了一条途径。多少人皓首穷经只为了一朝鱼跃龙门,然而仕途拥堵、宦路漫漫,无数读书人在这条道路上,蹉跎了岁月,牺牲了大好青春年华,留下范进中举的哀狂。在江苏溧水的一个小村庄里,世代务农兼为壶公的一户张姓农家,也有一位饱读经书之人,却毅然选择了一条悬壶济世之路,他的名字叫张宏泰。

18世纪末,经历了所谓的"康乾盛世"的神州大地,已是危机四伏,吏治腐败、贪官盛行、地方豪强肆意妄为,百姓困苦不堪,阶级矛盾日益激烈。就在嘉庆皇帝登基不久,便爆发了1796—1805年的大规模白莲教起义和席卷直隶、山东、河南的林清、李文成起义。身处社会底层、熟读圣贤之书的张宏泰对日趋没落的清王朝失去了信心,他看到"乡贤多以一衿终其身,不能有所展命",深知在当时捐官盛行、阶层固化的社会状况下,底层读书人要想走上仕途,实乃难于上青天。但是中国优秀士大夫固有的兼济天下、普度苍生的信念却深入骨髓,已过不惑之年的张宏泰决意不求仕途之路。史志记载"龙都之民善卖药",溧水柘塘乡一带,山丘林立,药材资源丰富,自古以来当地居民多有研习中药业的传统,而行医售药乃张家祖业。于是,前清嘉庆五年(1800年)的一天,张宏泰携数百两纹银前往皖北的凤阳府,开设了一家国药店,期望在这广袤的淮北平原,大显身手。

张宏泰将各方打理停当,国药店正欲开张之际,他又陷入了沉思,该如何给它取一个响当当的名号呢?于是,张宏泰将随身携带的四书取了出来,他要在这些圣人教诲中获取灵感。当他翻到《孟子·滕文公》卷时,映入眼帘的"若民,则无恒产,因无恒心。苟无恒心,放辟邪侈,无不为"的一句箴言使之灵光

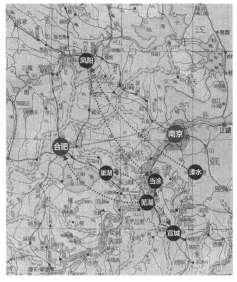

张恒春老号发展图

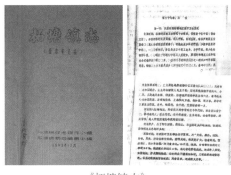

《柘塘镇志》

一闪。是啊,人无恒心者,必无恒产,既无恒心亦无恒产之人,必无敬畏之心而邪恶至也。转念又想到,祖师神医扁鹊有"妙手回春"之术;圣手回春、恒产久远,不正是杏林中人的不懈追求吗!宏泰豁然开朗,遂将"恒"与"春"组合,加以姓氏,"张恒春"这个响亮而质朴的字号就此诞生了。

凤阳,地处淮河中游南岸,明朝开国皇帝朱元璋的龙兴之地,人口密集,为明朝的中都。然而在生产力普遍低下的农耕社会,淮河犹如一把高悬于淮北平原上的达摩克利斯之剑,时刻威胁着此地百姓的身家性命。加之封建王朝的腐败与不作为,淮河年年失修,洪水一旦泛滥,人人皆为鱼鳖;水灾之后紧接着旱灾,赤野千里、民不聊生,百姓苦不堪言。正如凤阳花鼓唱词道:"说凤阳,道凤阳,凤阳是个好地方,自从出了个朱皇帝,十年就有九年荒。"每当灾荒之后,必有疫情发生。张宏泰原认为在这块时常暴发瘟疫的地方,自己可以有所作为,然而让他没有想到的是,作为贫瘠之地的凤阳,虽为医药者的作为之地,却因百姓积贫,虽病,苦无购药之资!

果然,就在张恒春药号开业不久,淮北大地便发生了一场严重的旱灾,疫情随之蔓延。宅心仁厚的张宏泰紧急召集店内的伙计,就地取材,亲自配制了一大批中药救急丸散、汤剂,免费发放给周边的灾民,救活了无数的患者。可是药号只有出没有进,长此以往,经营难以为继。正如《张氏家谱》记载:是时"凤阳苦旱,瘟疫流行,贫不能求医药者,则多方救济之,更配合救急丸散广为赠送,以是活人无算"。而药号却因此亏蚀太多,致使流动资金吃紧,"遂不能支,乃将底货售之堂兄宏顺","将店出盘给亲戚"了。

　　曾经满怀悬壶之心,意图成就普济之志的张宏泰黯然回到了家乡,重操旧业,耕读垄田,兼制百草。但年近天命的张宏泰崇尚岐黄之术的内心之火并没有熄灭,正如所有华夏族人们一样,他把希望寄托在自己的下一代身上。他观察与审视着自己的三个儿子,老大明岐、老二明嶷已经成家,且老实忠厚、木讷少言,有一副好身板,是庄稼地里的好手。老三明禄,字鸣鹿,自幼聪慧,喜读百草、岐黄经典,较好地继承了家学中医外科的传统;且勤奋志坚,眼光独到、头脑灵活,有意"世世为商",是可以继承自己志向、发展光大家族事业的希望。不过,中医药乃为普济苍生之仁术,不经岁月的磨砺、人生曲折的历练,难堪重任,难成大业。这时,张宏泰想到了自己在太平府护驾墩的一位杏林老友孙大春。这位老友在护驾墩开有一家药号,为人忠厚,精通神农本草,有仁义之德,何不让明禄前往学徒,以坚实其基础。

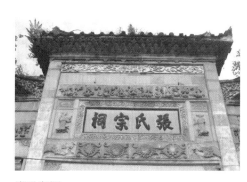
张氏宗祠

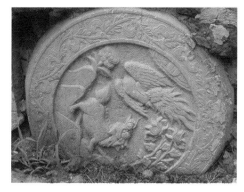
宗祠建筑构件

　　这一日,张宏泰将明禄叫到跟前,嘱咐道:"悬壶济世、光耀杏林是为父的夙愿,可惜天命不佑。如今为父老矣,你二位兄长也都已成家立业,唯有你深得我张家外科之道,且自幼随父习得本草,可以继承为父未尽之业。当涂护驾墩孙大春药号的老板是为父的故交,此人宅心仁厚,善辨百草。你携带为父信件前去他处学徒,继续深造,望你莫负为父的期望。"说罢,将二两纹银交于明禄之手,"此为盘缠,你打点行装择日前往吧。"张明禄跪倒拜过父亲,立即收拾行装。次日,风和日丽,天高气爽,明禄前来辞别父亲,父子俩四目相对不禁心中泛起一丝凄凉。当涂护驾墩距离江苏溧水虽只有区区百里之遥,可在当时交通不便、脚力当车的条件下,也需数日方能到达。老父年迈、少子远行,这一别何时能见,两人眼中都噙着泪花。明禄告别父亲向村外走去,宏泰送儿子一直走到了村口,看着儿子沐浴着阳光的背影,突然想起了一件事,他赶忙叫住了明禄,从怀中取出一把紫砂壶,递给明禄:"儿啊,此壶乃为父贴身之物,今交于你,你要慎藏。如遇不测之难时,可将此壶打碎,也许能助你一臂之力。"

话说张明禄来到护驾墩找到孙大春药号,递上父亲的信件,就此在孙大春药号开始了学徒生涯。护驾墩,一个典型的江南水乡小集镇,它地处当涂县境的中心一带,北傍姑溪河,周边圩区密布,是百姓进城的水路码头,圩区百姓物产集中于此进行交易,手工作坊和传统商业较为发达,客旅往来频繁。孙大春药号诚信经营、药材地道,声誉很好。当孙大春见到眼前这个身材修长、面容清癯、身着干干净净的灰布长衫的年轻人,心中甚是欢喜。张明禄也牢记父亲的嘱咐,勤奋好学、起早摸黑、任劳任怨。在店铺经营中,他更是和颜悦色、礼貌待客。不到三年,年轻的明禄对中药材的炒、炙、煅、煨、蒸、煮、炖、发酵、制霜、水飞、发芽等炮制技艺无不精通,对各种道地药材的辨识也是颇具心得。加之明禄继承了祖传中医外科,三年学徒期满,孙大春增加了半间店面,让明禄坐堂行医,兼顾售药。明禄的中医外科有家学渊源,擅长治疗跌打损伤、痈疽瘩背、五淋白浊等症,经他诊治、服药后,病患没有不痊愈的。日积月累,"鸣鹿行医,妙手回春"的声名,在十里八乡传播开来,前来求医问药的百姓络绎不绝,孙大春药号的生意也是如日中天。

这一期间,张明禄总是念念不忘家乡的老父亲和兄长们,每逢时节,他都要回乡省亲,帮助家里料理一些事务。护驾墩到溧水有百里之遥,在那个年代,出行全靠徒步,往返得走上两天。每次回溧水,他自带干粮,不投旅舍、饭

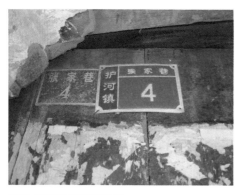

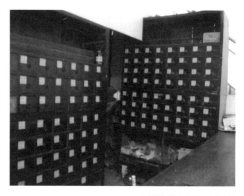

当涂护河镇张家巷老宅　　　　　　　　　　　　　　　　　　　当涂护河镇老药店

馆,中途逗留薛镇、丹阳时,就在当地的城隍庙或万年台(即庙会时演戏台)露宿一夜,次日清晨继续赶路。丹阳镇虽小,却是连接苏皖两省的边镇,所谓"一巷跨苏皖,鸡鸣闻两省",古来便是各方物产集散之地,四处客旅暂息之所,商贾云集、市场繁荣,尤逢庙会赶集日更是盛况空前。明禄在来往之间,萌生了做点小本生意的念头。于是,每次返乡,他都要从护驾墩赶一两头活猪,经丹阳集市售卖,虽获利不多,却总能贴补旅途与探亲的费用。年深日久,丹阳的本地人总能见到这么一位成熟稳健、颇有经营头脑的小伙子,久而久之,熟人也多了。有人调侃道:"小子,往后发达了,丹阳的城隍庙、万年台得你出钱修缮呢!"原本一句玩笑话,却深深刻在了明禄心中,这城隍庙、万年台可不正是自己艰难创业的见证吗!数十年后明禄发达了,他果真兴此善举,重修了丹阳镇的城隍庙和万年台。

张明禄来孙大春药店行医已达八九个年头了。店主孙大春日渐年迈,其子尚幼,女儿俨然出落成一位风姿绰约的大姑娘了。他看徒弟明禄仪表堂堂,处事稳当,便动了心思。经媒妁之言,张明禄顺理成章地成了孙家的女婿。

新婚不久的明禄喜事刚过便来了丧事,老父宏泰去世的消息传来。"子欲孝则亲不在",本打算让老父亲在自己服侍下颐养天年的明禄,心头萦绕着悲伤与遗憾。年轻力壮的明禄,时刻忘不了父亲的临终遗嘱,他决心"继承父业,重振家声"。第二年,张明禄向岳父兼师傅的孙大春提出了另开一家药号的想法,开明的孙大春知道女婿也该另立门户了。于是,张明禄在护驾墩南关口外挂出了皖南地区的第一块"张恒春"招牌。命运之神总是会光顾那些不断进取、有所准备的仁义之士。在张明禄的精心操持下,张恒春药号生意日渐红

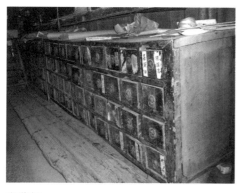

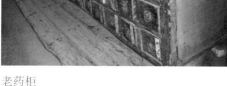

老药柜

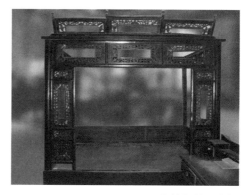

张健卿故居遗物

火;数年后,在镇上档子街关口建起了楼房一幢,开设了子店张利记药店兼营布匹;接着,在摩鹰岭又建两层楼房,前店后舍,药号生意进一步扩大,一条以张家命名的街巷——张家巷出现在护驾墩。

就这样,张明禄在护驾墩成家立业,重建张恒春药号,实现了父亲的遗愿,稳稳当当地走在行医售药的人生路上。俗话说,女婿如半子,更何况对孙大春而言,这个女婿又是自己徒弟呢。因此,自立门户后的张明禄与老东家之间一直相濡以沫,保持着密切关系。孙大春药号的老板虽家境殷实、为人厚道,却有一件烦心事。孙大春膝下一直无嗣,直到四十多岁才喜得一子。也许是老来得子,孙大春舐犊心切,不忍让幼子过早地继承家传祖业,加之,幼子先天不足,体质较差,一直到了十岁还没有进私塾学习。眼看着自己已经年老体衰,药号后继乏人,前途何在呢? 孙大春忧心忡忡。深知家族中无人可用,唯有眼前这位亲上加亲的徒弟倒是可以依托之人。明禄心地善良、精通医药、处事稳当,不如将店铺交于其手,也可保自己的儿子未来衣食无忧。

经过长期的思考与权衡,年迈的孙大春决定将药号转给女婿,自己退出药号颐养天年。一日,孙大春将张明禄叫到了跟前,拉着自己幼子的手,颤颤巍巍地递到明禄手中,用近似哽咽的声音说道:“贤婿啊,我已老朽,这家药店就交给你了。犬子尚幼,我把他托付于你,望你视之如亲弟,授其谋生之技,为其娶妻生子。老丈死也瞑目了。”明禄闻言,跪在老人面前,将内弟搂着怀里说:“岳父大人,请放心,我一定遵照您的嘱咐去做。”

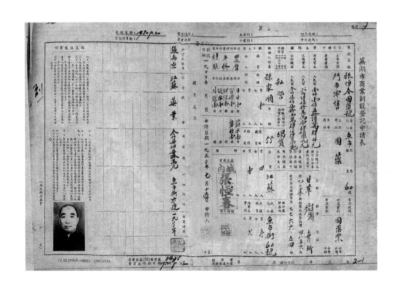

1950年内城张恒春
工商登记申请表

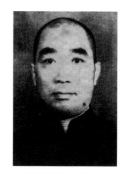

接过孙大春药号后,明禄将内弟带在身边,言传身教犹如亲弟;并让他协助自己的夫人学着在药号打理内外事务,逐渐将他培养成了一把杏林好手,并且为其张罗了婚事,延续了孙家香火。其后人孙家顺就一直与张家保持着密切的关系,20世纪40年代曾在芜湖市保和堂担任司账,1946年后任鱼市街张恒春药号账房,1950年升任内城张恒春经理,1955年孙家顺创设了利民国药号,当时《芜湖市商业创设登记事项表》上的年龄为56岁,出资人包括张家后人:张禹丞、张启俊、张启良、张启广等。

拥有了两家药号的张明禄已是羽翼丰满,实力大增。他意气风发、放开手脚,一展抱负,这时的他多么希望老父亲还活着,可以看到在自己的手上家业得到了继承与振兴啊。

随着张恒春药号在护驾墩的发展,张明禄有了较为雄厚的实力。他在多年往来当涂与溧水之间的路途中,对这一带的百姓生活状况和需求有了较为全面的了解,他又先后在丹阳、薛镇开设了两家分号:恒春茂、张涵春,既方便了当地百姓,也开阔了视野,更拓展了家族的业务。

人生的长河如同姑溪河的流水,按部就班地流淌着,岁月无声,生命有痕。转眼二十余年过去了,张明禄的三个儿子都已长大成人。老大文金、老二文玉和老三文彬,皆随父习药,以为终身事业。其中,张文金自幼入私塾读圣贤书,为人稳重、慎独,明禄非常器重,寄予厚望,本欲仕途,但文金"念鸣鹿年逾知命,百务猬集,劳瘁过度……遂弃学就商,助亲理店务"。(摘自《张氏家谱》)父子四人,将分号遍设于当涂境内。但是毕竟囿于环境与地理条件的局限,张恒春难以有较大发展空间。老而弥坚、眼光独到的张明禄把目光聚焦到数十里外两江交汇处的古老商埠芜湖,那里应该就是张恒春书写杏林传奇的地方。

清道光三十年(1850),明禄公决定遣长子文金赴芜湖发展,临行时,明禄公将一把紫砂壶交给他,嘱咐道:"此壶乃祖传之物,而今你肩负家族重任远去芜湖,人生地疏,未来之事逆顺难测,这个宝贝就交给你了,不到万不得已,不要取用。切记、切记。"张文金收藏起这个宝贝,铭记着父亲的嘱托,携近千两纹银及物资来到了芜湖十里长街的金马门一带创设"张恒春老号"。4年后,迁

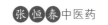

入西门城内;咸丰末年迁至湖南会馆对面;同治六年即1867年,再迁长街状元坊口。从此,张恒春在芜湖勃然兴起,稳步发展。

芜湖历来为沿江重镇、水陆枢纽,自南唐以来,便为青弋江通江达海之商埠,皖东南物资集散之地。及至明代,资本主义萌芽渐起,传统工商业逐渐兴盛,万历年间,芜湖辟十里长街,成为远近闻名的商业一条街。长街共分为三段:上长街,从西门口至状元坊一段;中长街,从状元坊至宁渊观一段;下长街,从宁渊观至江口宝塔根一段。据民国八年(1919)《芜湖县志》记载"长街百货咸集,殷实商铺,尽萃于此","江口一带,米、木商及行栈居多,东南北门商务较逊"。

位于芜湖城东南部的金马门,临近芜湖县学,相对于整条长街是比较偏狭之处,商业气息不浓、文化氛围厚重。初来乍到的张文金选择这里立足,足见其独具慧眼。中华国药历来与儒家翰林有着血脉关联,县学太庙是芜湖士大夫的集聚之地,也是当时精英阶层集中的地方。一个外乡人尤其是浸透着中国传统哲学思想的杏林人要在芜湖立足,当然需要获得当地儒生的认可与扶持。选择在金马门初创,显然具有了近水楼台先得月的社会影响力。正是在金马门的这段岁月里,具有深厚儒学根基的张文金迅速地融入当地士大夫群体之中,并且汲取了徽商文化的营养,开创了张恒春药号的全新时期。

第三节
声名鹊起　状元坊口

就在芜湖张恒春药号初创时期,风起云涌的太平天国运动席卷了华夏大地。1853年,太平天国定都南京,芜湖作为南京的西南门户又为米粮之仓,是太平军与清军激烈争夺的地方。自1853年4月,太平军首次拿下芜湖后,在相当长一段时间里,芜湖都在太平军的势力范围内。战争总是要带来伤亡的,精通中医外科的张恒春并没有因为战争而受损。无论清军或是太平军都需要大量救治伤员的医药,张恒春药号因而免遭厄运且有所发展。1854年前后,张恒春药号由金马门迁至西门城内。由于太平军在芜湖外围、沿江一带修筑了大批堡垒,战事主要集中在芜湖城外,为安全起见,咸丰末年(1861)张恒春药号由西门口迁至中长街。因频繁的战事带来了大量的药材需求,芜湖张恒春有了较快的发展,员工增加到30多人,流动资本约五千两纹银。

经过长达十年的战争,1864年太平天国首都天京陷落,运动失败,清王朝进入了所谓的同治中兴时期。久经战火摧残的百姓得到了暂时的喘息,社会似乎又重新恢复了往日的平静与沉闷。随之,内战带来洋枪洋炮洋货的引进,一缕清新的西风吹进了顽固的封建王朝的窗户,一场"中学为体、西学为用"的洋务运动开始

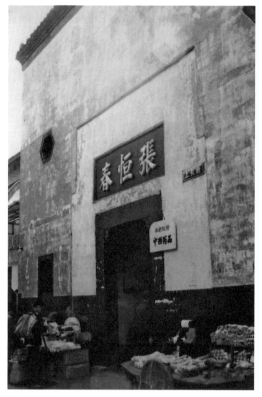

位于上长街的张恒春老号

了。这场自上而下的统治阶级的自救运动,也多方面地影响了古老的中国。作为基层士大夫阶层一员的张文金敏锐地感觉到社会的变化,他隐隐约约地觉察到危机的降临,他必须利用这短暂的稳定时期,为张恒春药号夯实基础。于是,张恒春药号开始了前所未有的大兴土木,确定了前店后坊的经营格局。

公元1864年,张家在长江状元坊口购买了一大块地基,开始营建新店号,历经三年竣工,药号迁入新址。药号坐南朝北,前临十里长街,后至沿河街,为两组三间两厢七进六厅院联合而成的两层建筑。隔街又有平房六间,作临时装卸存放场所及堆粗重药品、蒲包荷叶用,后墙临青弋江而筑,有石阶码头伸入河边,作装卸货用。城埠式高墙飞檐翘角,雕梁画栋,东组正中为铁包双扉青镶大门,门楼内有"张恒春"金字招牌(此处参考张泰簏《药苑苍松——百年国药老店张恒春》,出自1986年《当涂文献资料》);西组高墙由花石水泥粉刷,墙面用柚木制成贴金匾牌字组:上横为"发兑药材",下直排四行,自西向东:"精制饮片、丸散膏丹、参茸桂燕、虎鹿仙胶"。

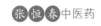
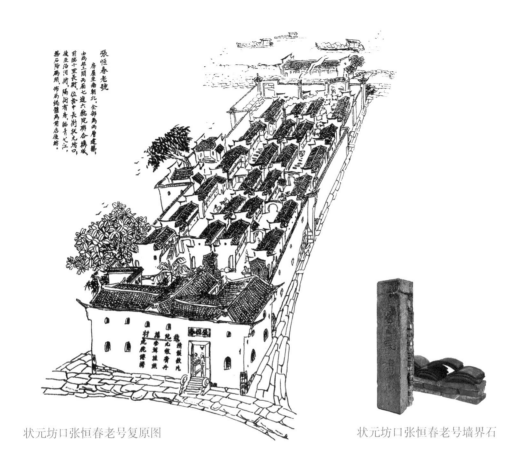

张恒春老号

房屋坐南朝北,全部为两层建筑,由高经上开两厢七进六厅兄妹合掌组成,前脸十里长街,位各中长街状元坊口,建立沿河街,倡洞有,临青之江,誉名阶局为凤,作为临南前店售药。

状元坊口张恒春老号复原图

状元坊口张恒春老号墙界石

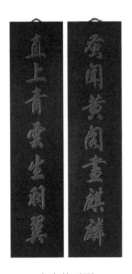

中堂外对联

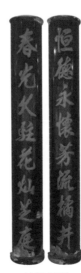

站柱楹联

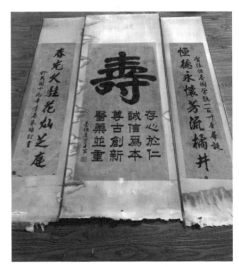

朱绣封题寿字中堂

入大门，首先是风门暖阁，冬装夏拆；再入内，西首为饮片配方柜，东边前有小客厅，紧接为参燕丸散柜。两面柜台，各抱一根站柱，镶一副楹联："恒德永怀芳流桔井，春光久驻花灿芝庭"，正堂绘"鹿、双鹤、松柏"墨画，寓意阴阳和谐、幸福长寿、忠信诚义；东首客厅设有茶几，大理石面方桌，旁置两张雕花镶大理石八仙宝座，中堂外对联："直上青云生羽翼，蚤闻黄阁画麒麟"。西边饮片柜首竖立窝眉匾，上刻"玉液金丹"。再入内为批发柜及客厅，西首由饮片柜橱后转入批发账房，再进入银钱房。主店区陈设典雅，布局合理，楹联、匾额、书画等均出自米芾、唐驼、于右任和朱绣封等名家手迹。由银房转入西首，则是一组参燕细货房。往后进小客厅、后账房。

沿批发柜进入后坊，两边各设五把药刀联柜，中间正厅楼上下均为中粗药，批发秤药核对成件组。由此再入为厨房、胶灶，与厨房并齐的为制丸制粉、加工炮制组。再后大院为洗泡药晒场，而后是粗货房及包装用料房，粗细货房楼上都各有一座木板晒台，互不相通。这一次大规模的迁址建设，标志着张恒春药号步入了快速发展的通道。

相传，在张恒春兴建状元坊店期间，曾发生过一次危机。芜湖青弋江以南曾有湖南会馆，为湖南籍商旅、士大夫在芜湖的汇聚之所，太平天国时期湖南会馆被毁。太平天国运动失败后，芜湖是湘军的势力范围。湘军首领曾国藩派人到芜湖重修湖南会馆，选址时与张恒春新址发生了冲突。中国民间历来民不与官争，可张恒春药号的新址已经设计奠基，实在无法退让。时任掌门张

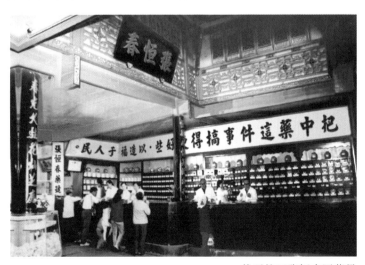

状元坊口张恒春国药号

文金深知以"圣人"自居的曾国藩非常在意自己的声誉和口碑,断然不会与以仁术济世的药号争夺。因此,他与前来交涉的湘军首领据理力争,晓以道义,同时决定亲赴金陵拜见曾国藩。作为中国近代历史上著名的政治家、自居圣人的曾国藩清楚地知道"飞鸟尽良弓藏,狡兔死走狗烹"的道理,尤其是曾国荃攻下天京后,大肆烧杀掳掠,将大批财物运回湖南老家,朝野一度哗然,弹劾之声四起。曾国藩深恐厄运降临自己的家族,于是一方面主动向朝廷请求裁减湘勇,另一方面约束部下不得造次,低调做人。

　　一日晚,金陵清军大营中烛光通明,曾国藩正在挥笔给家乡的弟弟书写家书,忽有仆从前来通报,说有芜湖来人为湖南会馆之事拜见中堂大人。大帅闻讯深恐部下节外生枝,徒添麻烦,遂立即召见来者,来者正是张恒春药号的掌门人张文金。文金入帐后,叩拜了中堂,便将来意一一道来。曾国藩细细打量眼前之人,只见其仪表堂堂、英气儒雅,虽布衣长衫却不卑不亢,言语有理有节,心中不觉泛起怜惜之情。当他得知在芜湖建湖南会馆与张恒春药号的已有选址发生了冲突时,遂取出一张宣纸,研墨挥毫写下了"湘人一向尊崇医,会馆让他三丈一"的手札,交与张文金。文金看了曾国藩的手书,大为感动,当即叩谢中堂大人,告辞返回芜湖。因为曾国藩的指示,芜湖湖南会馆重新调整了

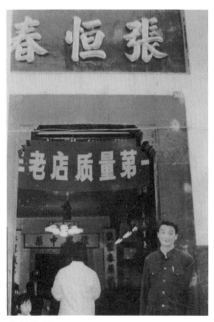

药号外景

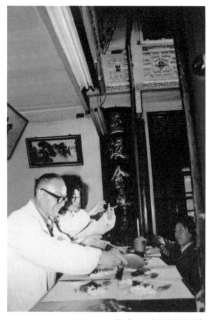

老中医为顾客抓药

地址,向后退让了数十米。此事为曾国藩和湘军的社会形象增色不少,以至于在芜湖坊间一直流传着湘人尊儒崇医的佳话。不久,张恒春的前店后坊得以顺利建成并开业。

芜湖张恒春药号在上长街147号即状元坊口奠定了坚实的根基,前店后坊、批零兼营、深购远销,从此,跨入了张恒春发展史中的"黄金时代"。

芜湖张恒春经营初期,资金有限,只能以门店零售为主,药材、饮片主要依靠采办,受场地、人手、技术等限制,自己无法加工。随着药号的不断积累,资本渐丰,迁到新址时,已有流动资金万余两纹银。新店的布局结构设计和顺利建成,为张恒春药号升级转型提供了条件。迁入新址后,张恒春药号开始将加工、生产、批发、零售业务相结合,增设加工坊,包括饮片,参燕,丸散、膏丹、药酒、土药四大部门,并自行配制蜡丸、药酒、胶糕、丹散等,同时,收购土药(本地药材)加工外销。

这个时期的芜湖,经历了开埠与米市发展的历史机遇。大批外来人口来此谋生,芜湖人口快速增长,尤其是集中于码头、米市从事苦力的失地农民人数众多,生存环境恶劣,各种疾病时有发生。张恒春针对这一现实采取了坐堂医生制度和以医带药的经营方式,降低了患者的医疗成本,扩大了张恒春的知名度。

民国三年(1914年)第一次世界大战爆发,帝国主义无暇东顾,民族工商业得以快速发展,张恒春药号资金的原始积累亦趋加快,至民国十二年(1923年)资本估达白银百万两,雇员80多名,进入鼎盛时期。张恒春的中成药研制、开发、生产也处于高速发展期。到1927年,张恒春已有自制中成药:人参再造丸、人参鹿茸丸、六神丸、牛黄清心丸、恒制半夏、午时茶、救急丹、行军散、益母膏等二三十种。方圆数百里,恒制中药,妇孺皆知。

与此同时,张恒春药号在全国各主要药材集散地设立代购,与各地药材商建立购销关系。其分号达10余家,分布于芜湖、当涂、巢湖等地。药材与中成药的销售范围南至郎溪,北抵蚌埠,并且辐射到江苏、上海、江西、湖北等省市。

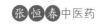

第四节
金字招牌 "三块半"

国药是五千年来中华文明长河中一颗璀璨夺目的明珠,它为中华民族的繁荣昌盛做出了不可磨灭的巨大贡献。早期国医是医药不分的,而医药分家和独自成堂是宋明以后经济发展尤其是商品经济发展、商贸集镇兴起的产物。古时中医,除少数为皇家和官家服务的御医、官方医馆外,大多数为江湖郎中,他们肩背褡裢、腰悬葫芦,游走四方,卖药兼代行医,人们称之为"壶公"。后世以"壶公"泛指江湖郎中。汉代有"壶公谢元,历阳人,卖药于市,不二价,治病皆愈。语人曰:'服此药,必吐某物,某日当愈。'事无不效。日收钱数万,施市内贫乏饥冻者。"(引自《太平御览》·卷六百六十二)可见,汉代壶公是药医一体,街头市药,不仅医术高明、药到病除,而且慈悲为怀、乐善好施。从此,"壶公"便成为慈悲济人、普济苍生的从医者代名词。宋代以前的医馆,一般为药医同堂,药材随堂发售。

中医药史上第一家官办药店诞生于宋神宗熙宁九年(1076),由北宋著名的政治家、改革家、诗人王安石批准创建,他命人在首都开封设立"太医局熟药所",也叫"卖药所",从药材采购、检验、管理到监督中成药的制作,都有专人负责,是现代国药店的前身。纵观全国各地的老药号,大多称"堂"者居多,则是源于东汉末年的"医圣"张仲景坐堂行医的典故。

明清之际,伴随着商品经济的发展,商民聚居,物资集散,医家沓至,传统国药业随之兴起。民间谙熟医术药道者开始创设药号,制售"熟药",国药如灿烂之花,在大江南北竞相绽放。譬如,创于明嘉靖二十年(1541)的山西广盛号,创于万历年间的芜湖正田药店,创于清康熙八年(1669)的北京同仁堂,创于雍正十二年(1734)的苏州雷允上诵芬堂,创于嘉庆五年(1800)的张恒春药号,创于咸丰五年(1855)的安庆余良卿膏药店,创于同治十三年(1874)的杭州胡庆余堂,等等。它们都是国药发展历史的开创者和引领者,在五千年中医药文明史中留下光辉的印记。

进入近代社会以来,中华国药在国力衰微、列强欺凌的困境中,艰难地砥砺前行。到了20世纪10—20年代,被"一战"折磨的精疲力竭的西方列强,无暇东顾,中国民族资本主义暂时获得了一个相对宽松的发展机遇。芜湖张恒春药号抓住了这个机遇顺势勃发,奠定了自己在国药领域的地位。据1993年《芜湖市志》记载:张恒春"1929年资金额仅库存一项达36万银圆,1930年全店员工80余人。在此鼎盛时期的该店已与北京的同仁堂、杭州的胡庆余、汉口的叶开泰并驾齐驱,号称全国'三块半'大药店中的半个。'遐迩闻名,大江南北,堪称巨擘'。"

自古以来,悬壶济世、以仁术惠及苍生,是世代习医制药者崇尚的真理,所以大多数行医售药者必具"先发大慈恻隐之心,誓愿普救含灵之苦"的宏愿,视信誉、名声如生命。自从大批的药号如雨后春笋般涌现后,招牌便是药号的门脸,能够让自己的招牌名列杏林之榜首,为众人所推崇传之百世而不衰乃是无数药号梦寐以求的事情。作为近代国药史上"三块半"金字招牌的"同仁堂""叶开泰""胡庆余堂""张恒春"四家药号,正是始终坚持这一追求,方才取得了如此美誉。显然,它们的成功有着共同的特点,也有各自的特色。

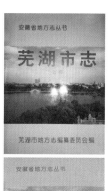
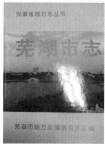
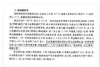
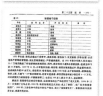

1993年《芜湖市志》

诚信至上、严把质量关,是几家药号的第一个共性。如同仁堂推崇"炮制虽繁,必不敢省人工;品味虽贵,必不敢减物力";胡庆余堂坚守"戒欺"和"真不二价"的优良传统;张恒春坚持"次货不上柜,配方遵古法"的原则。

拥有独家成药、市场影响力大,是几家药号的第二个共性。

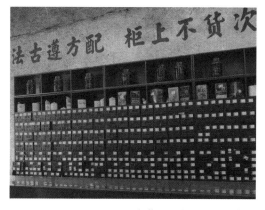

次货不上柜,配方遵古法

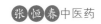

如:同仁堂有十大王牌中药安宫牛黄丸、牛黄清心丸、活络丹、局方至宝丸、苏合香丸、参茸卫生丸、女金丸、再造丸、紫雪散、虎骨酒;叶开泰有享誉江南的成药参桂鹿茸丸、十全大补丸、八宝光明散;胡庆余堂则有诸葛行军散、八宝红灵丹等外伤灵药;而张恒春则有恒制半夏、全鹿丸、六神丸、至宝丹、救急丹、兔脑丸、金黄散等。

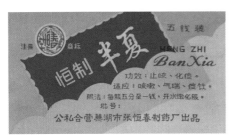

公私合营时期的恒制半夏老标签

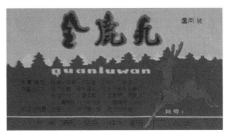

全鹿丸老标签

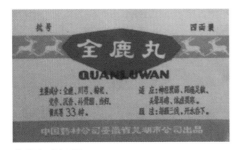

全鹿丸老标签

各家药号又各具特色。同仁堂从清朝雍正元年开始专为清宫御药房供药,经费上获得朝廷的大力支持。它可以用朝廷的名义在全国收购上等药材,使其在同行竞争中处于绝对优势。同仁堂独办皇家官药直至清末近二百年,使其具有皇家御药、财势两旺的垄断地位,成为全国中医药行业的翘楚。叶氏家族经营的"叶开泰"从叶松亭以后,代代入朝为官,即使科举入仕不成,也可捐个官来做,亦官亦商两相呼应,经营顺风顺水。"红顶商人"胡雪岩创办的"胡庆余堂"则有湘军背景。

从社会底层走来的张恒春也曾有过结交权贵、官商结合的机会。也许是深入骨髓的中国士人对官场险恶、权贵腐败的厌恶和不愿曲意奉承的傲骨,也许是张氏族人坚信以自身过硬的技艺与仁术不必依附于权贵也足以傲立于杏林的自信吧。张恒春始终对权贵保持着不卑不亢、有求必应、精诚服务、敬而

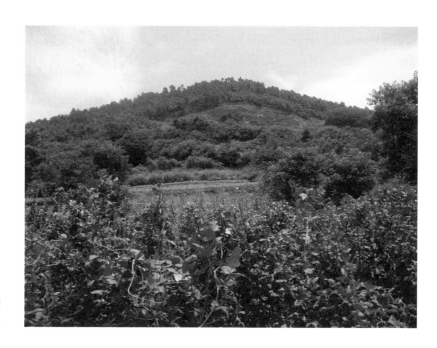

位于丹阳的
张家老坟山

远之的态度。

　　张恒春曾经以妇科良药秘制"恒春丸"闻名杏林,皇家贵族、官宦大户多有
服用后效果极佳者。一些朝廷显贵便将张恒春医药兼备且多行慈善义举之事
上奏朝廷,请予赏赐。西太后和光绪帝听闻后,感其国药正宗,慈善仁心,特诰
封张文金"朝议大夫",其父张明禄"貤赠朝议大夫",二弟张文玉为"翰林院待
诏,貤赠朝议大夫",三弟张文彬"五品衔翰林院孔目",尔后张光庭以文金长子
身份承袭"朝议大夫"。一介布衣的张家从此有了些许功名,成功地进入了上
流社会,为士大夫阶层所接纳。不过,张恒春历代传人没有忘记初衷,他们始
终保持着草根本色。

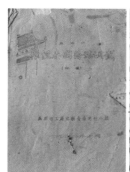

1962 年《张恒春国药
号调查》记载

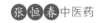

　　张恒春长期坚守商埠集镇,面向基层百姓,以研制普药为主、精制补药为辅。店内坐堂郎中长年无偿为本埠四乡问疾者把脉开方,不分贫富,一概有求必应,夜间有人值班,为急症者服务。凡有外地人士问病求药的信函,一律登记备案,并由专人负责逐一回复,绝无疏忽怠慢之举。邮寄外地的药材配方,遍及18省,就连京、津、沪、汉地区病家也不远千里前来求医购药。及至20世纪二三十年代,芜湖张恒春的资金积累速度加快,全面布局,资本运作,联合同业,协同发展,经过近80年的发展,资产暴增数百倍,成为江淮一带国药业的巨擘,与北京同仁堂、杭州胡庆余堂、汉口叶开泰并驾齐驱,达到了张恒春发展史上的顶点。极为审慎的国药界无可争议地将张恒春与同仁堂、叶开泰、胡庆余同列为国药四大药号。据张氏后人回忆,当时张恒春的掌门人头脑十分清醒,在众人的赞扬中谦虚道:"张恒春只能称全国半块招牌。"而这沉甸甸的"半块"金字招牌,张恒春当之无愧。

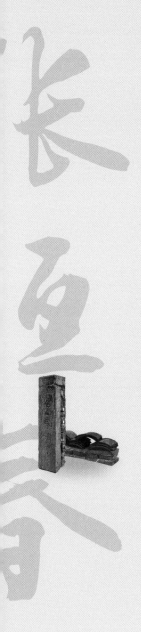

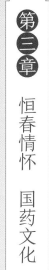

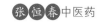

张恒春药号在百余年的发展过程中,以"虔诚虽无人见,存心只有天知"的敬畏之心,不求速达但求无悔,立足市井面向平民。以仁存心、以诚待客,重义轻利、慈悲为怀,普种吉因,终成善果,在中华国药文化中写下了浓墨重彩的一页。

第一节
立足市井　遍设分号

从社会底层走来的张氏家族,深知民间缺医少药的现状,深刻地体会到百姓的疾苦。所以,自先祖张宏泰开始,便将家族的事业定位在贴近平民百姓的集镇码头。从护驾墩到芜湖的百余年间,张恒春药号长期扎根于以商民为主体的社会环境中,发祥、昌盛于集镇、商埠或码头,并在这一过程中,坚持"货真价实,公平交易,童叟无欺,信实通商"。其名声享誉大江南北,成药远销中华大地乃至海外。

张氏家族出身于垄亩之间,既无官宦背景,亦无奇特机缘。他们清楚地知道,在等级森严、以金钱开道的清朝社会,一个出生社会底层、资本极其有限的读书人要靠上皇亲国戚、官宦世家犹如登天。而天生傲骨的张氏父子却不愿向命运低头,身怀奇技当济世,不信命运靠自身。这自身便是张氏家族渗入骨髓的悬壶济世之志,就是张家祖传之岐黄之术。他们审时度势,将家族的事业紧贴于平民百姓的需求,以仁义之心服务大众。自古以来,民间百姓疾苦,虽有病痛却大多数无钱请得起郎中吃得起药,张恒春要在需求很大、购买力较低下的集镇寻求发展,既要扎根于平民之中,又要成就百年大业,实属不易,非得有过人智慧。正是这智慧,造就了张恒春中医药文化的丰富内涵。

为了在社会基层寻求发展机遇,张恒春自先祖开始便逐步形成3条原则:一是医药一体、广聚人才。码头、集镇聚集着众多的苦力与附近乡民,他们工作条件差、生活水平低,一般有点头疼脑热者都是硬抗着,再严重时就到药店拿点药。不知药性、不通病理,如何售药?因此,张恒春药号求贤若渴,广纳岐黄之才，随时应对病患的问诊。二是以普药立世，选择来往商旅较多、周边农业人口众多的集镇、码头，开设药铺，以生产、销售普药为主，以芜湖为中心向周边辐射，只进集镇不入都市。三是勇于探索，不走常人之路，开拓了一种适应家族企业发展的新模式，即"以芜湖张恒春总店为中心的分号连锁经营"的模式。

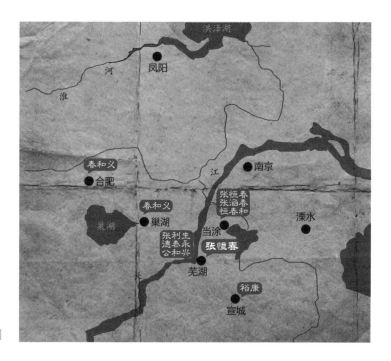

张恒春分号布局图

　　张恒春历任掌门，都要求店员要以"治病救人"为己任，对求医购药的八方来客，无论达官显贵，还是底层平民，一律以诚相待、一视同仁。芜湖张恒春药号进入鼎盛时期后，并没有丝毫改变初衷，反而进一步发挥自己的医药优势，服务于普通百姓。为方便患者，药号夜间安排专人值班，为急病患者服务。张恒春长期实行坐堂医生制度，芜湖码头工人人数众多，凡是来到张恒春药号的贫困患者，坐堂医生都给予免费诊治。

　　随着资金急骤倍增，业务发展迅猛，张恒春药号开始因地制宜、遍设分号。在张恒春分设药号的过程中，遵循了一个原则即所有分号均选择在人口相对较为集中、商旅往来较为频繁的集镇，如合肥、柘皋、宣城、当涂县城、薛津和小丹阳等，陆续开设分号十余家，雇佣职工最多时达150人，资本总额约14万余元。这些分号都归各房所有，为日渐庞大的张氏家族生计之所在。各分

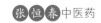

号如下表所列：

号名	经营业务	开设地点	房系
春和义	药店	合肥	老大房(张文金)
春和义	药店	巢湖柘皋	
张利生	药店兼钱庄	芜湖西门城内	
张恒春	药店	芜湖西门城内	
张恒春远记	药店	当涂县城	大房(谱名:张光耀)
张恒春	药店	当涂护驾墩	大房(谱名:张光祖)
张恒春	药店	当涂薛津	
张涵春	药店	当涂薛津	老二房(张文玉)
恒春和	药店	当涂关东大街	
恒春茂	药店	小丹阳	
张利记	药店兼营布店	当涂护驾墩	老三房(张文彬)
裕康	药店兼钱庄	宣城	
德泰永	钱庄兼烟行	芜湖	
公和兴	批发店	芜湖	合股店

　　为了确保各分号的经营不违背先祖定下的"普药立世、济世为民"原则，避免家族中因利益冲突而导致同室操戈、毁坏信誉的现象，张恒春药号实行了以总号为主的"母子店"连锁经营的模式。即随着各地分号的建立，逐步形成了以芜湖张恒春总店为中心的分号连锁经营的模式。它确立了总店与分号的经营管理关系、品牌运营、资金周转和生产销售体系，总店"集中采购生产、分散销售渠道、统筹管理决策"，同时，为分号提供资金、货品、技术支持，并统一处

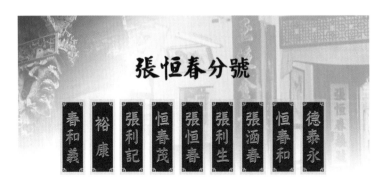

張恒春分號

春和義　裕康　張利記　恒春茂　張恒春　張利生　張涵春　恒春和　德泰永

張恒春主要分号

理对外关系,维护药号形象,协调内部事务。

　　这种总分店的经营模式,与今天的连锁经营有一定相似之处,它是民族工商户在半资本半殖民地的市场化形势下,扩大自身实力、实行规模化、连锁化运营的有效方式。这种经营方式,有利于将家族中分散的经营主体组织起来,形成规模优势。而统一采购、配送中心的建立,节省了交通费用,药材的集中采购有效地降低了成本,形成价格优势。据当时估算,张恒春药号的一般价格能低于同类商铺2%~5%。统一采购、统一加

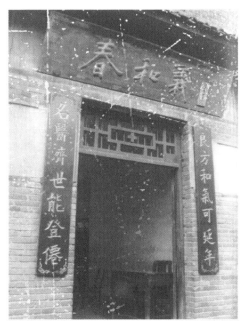

解放前的春和义

工生产、统一配送,确保了张恒春药号的产品质量,有助于增强药号的社会信誉和影响力。这种经营模式体现了张恒春顺应时代发展,勇于探索与实践的精神,也是张恒春一百余年来经历无数风波、曲折,仍然能够在国家衰败之时逆势而上的重要原因。

　　张恒春总分店连锁经营模式与现代连锁经营模式有相似之处,诸如:统一品牌、统一采购、统一配送、统一经营战略等。但作为家族企业内部的连锁经营,与现代连锁经营有着质的区别,这就是契约精神、合同原则和责、权、利的

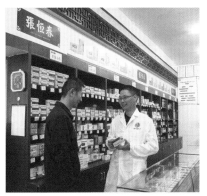
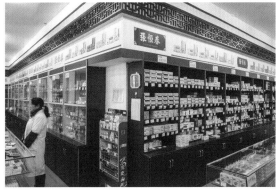

张恒春连锁大药房

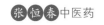

界限明确限制。对于张恒春药号来说,总店对分店有供货、提供资金支持等义务和责任,但对分店的约束权力不足。对各家分号的财务管理与监督、资金使用状况、盈亏责任、利润分成等均无明确的硬性的规定与约束,以至于各分店都有多占总店资本以谋求自身利益的倾向。正是由于总店对各分店的管理处于粗放化,造成了统一采购中品种时多时少、部分药材滞销积压的失误。

张恒春药号能够长期坚持立足市井,面向平民百姓,稳步发展,正是基于张氏家族历代奉行的济世为民的志向,并采取了一系列切实可行、卓有成效的经营管理模式。

第二节

江南善门　济世惠民

中华文化博大精深,其中包含着儒释道三个文化体系。这三大文化体系,你中有我、我中有你,相互影响、相互融通、发展,构成了中华文明的悠久传统。而无论是儒家、佛教还是道教,都强调对人世的怜悯、慈悲与关爱。先祖张宏泰,早年曾为"壶公"游医乡间,其时常见病死路边的穷人或乞丐,不由哀叹时世艰难、命如草芥。他深感,穷苦人家一旦生病,往往是"小病硬扛,大病等死"。宏泰深谙"夫医之为道,君子用之以卫生,而推之以济世,故称仁术"的道理(本草纲目序[一]),遂决心创办药号,以普药立世,医药兼施,帮助更多人。于是便有了张宏泰在皖北凤阳府(今凤阳县)创办的第一家"张恒春"药号,也正因此药号广发丸散救助贫困乡民,几乎耗尽了家财。自此以后,张恒春药号的历代传人一直保存着一颗质朴的仁义之心,坚守祖先贴近平民百姓、悬壶普济苍生的初衷。他们谨遵"医本仁术。夫仁者,无大无小,无贵无贱,无见无隐,无处不然"(明代孙一奎《赤水玄珠》第二十七卷)的古训,始终坚持无论贵贱、贫富、老少皆以仁义待之,并形成了具有自身特色、体现仁义慈善内涵的"福富同享"的价值理念。

张恒春药号以仁术待病患,以仁慈待大众,为自己赢得了江南"善门"的

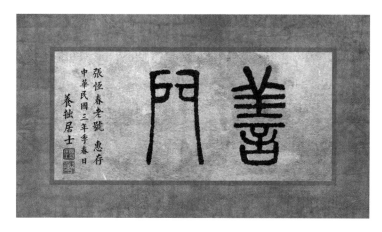

民国三年（1914）养拙
居士赠书法作品
"善门"

美誉。

　　张恒春始终坚持以仁术待病患。孔子曰，仁者"爱人"。孟子曰："君子以仁存心、以礼存心。"（摘自《论语·颜渊》《孟子·离娄下》）张恒春药号的历代传人谨遵儒家"以仁存心"的思想，落实于药号经营的实践之中。在张氏传人看来，凡是病人，不论其身份贵贱、地位高低、政治背景如何，有药必予、入门必治。作为张氏二代传人的张明禄凭借精湛的中医外科技术在当涂护驾墩孙大春药号坐堂行医时，常遇有贫困之人，不独无钱购药，且诊费不足，明禄不仅免收诊费，还代为垫付药钱。因其医德仁厚，加之精于医治跌打损伤、痈疽瘩背等疾病，使其盛名远播，为时人广为称颂。其时，正值太平天国运动期间，当地战事频仍，而护驾墩为太平军与清军拉锯之地，明禄不仅全力救治负伤的清兵、平民，而且不惧匪嫌，救治负伤的太平军将士无数，也因此得到了太平军将士的厚赏。

　　当涂护驾墩张恒春药号地处沿江圩区，四周乡邻常遭洪水侵袭。每当大水期间，大批农民集聚于圩埂之上，四面皆水、交通不便，疾病流行而求医无门。张恒春遂组织人力、携带药材，驾驶木船，船上高悬"张恒春药号"的布幌，沿途一路送医售药。每到一处，鸣锣开业，灾民患者无论有钱无钱，均能得到救治。故张恒春声名远播，顾客日众，生意也日渐红火。

　　据张氏后人回忆，太平天国时期，地处太平军势力范围的芜湖张恒春曾经受了一次重大危机。太平天国天王洪秀全登上金銮宝座后，荒淫无度，以至于身体抵抗力严重下降，染上了一种怪病，后脑脖上长了一个痈疽，疼痛无比，日

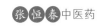

夜难寝。宫内外的各路名医，皆束手无策。洪秀全暴跳如雷，下令属下三日内必须觅得医生为其诊治，否则，杀无赦。天王府中一片惊恐，此时，有人向天王报告说，芜湖有一个张恒春药号的掌门人擅长中医外科，以治疗各种痈疽瘰背闻名市井乡野。天王闻之当即下令派侍从快马加鞭赶往芜湖，诏令很快便到了芜湖张恒春药号，来人命掌门张文金必须于次日赶往天京。张氏上下闻之大惊失色，他们知道此去天京凶多吉少。入夜，文金辗转反侧、彻夜难眠。忽然他想到自己离开护驾墩时，父亲将一把紫砂壶交给自己时的一席话，不觉豁然开朗。他赶忙下床取出紫砂壶，仔细端详。他里里外外看了许多遍，一直没有发现什么奥妙。他在想，父亲当时说的话到底有什么玄机？一时无从解答。原本舒展开来的眉头不禁紧锁起来。他在油灯下反复翻转着手中的紫砂壶，心中烦躁，手下不觉一松，那壶"哗啦"一声滑落地上，砸得粉碎，只见在壶的碎片中露出了一张纸条。文金赶忙捡起，在油灯下细细观看，看着看着，文金一直愁眉不展的脸上露出了一丝笑容。原来，这张纸乃是一组家传秘方，其中就有治疗断头疽的秘方。而洪秀全长在脖子上的痈疽正是断头疽，民间又称"落头疽"，其疽极毒，沿脖子蔓延，一旦长满一圈，病者将不治而亡。张家秘方对这种断头疽具有特效，可数日治愈。文金根据秘方抓紧准备了需要的药材和药引，将秘方收藏好，安心睡下了。

次日清晨，文金、文玉兄弟梳洗停当，简单地收拾了行装，随同天王府的侍从一起登上了去天京的帆船。帆船乘风破浪，不到半日，即已到了天京。文金兄弟被引入天王府，只见洪秀全满面愁苦，斜依在一把朱红色的龙椅上。看到前来的文金兄弟，眼睛微微睁了一下，嘴里嘟噜了一句什么，广东人的口音文

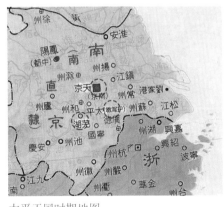

太平天国时期地图

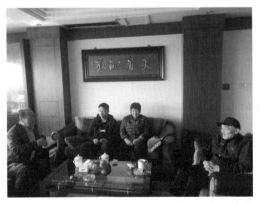

张氏后裔座谈会

金听不懂,似乎有个"杀"字。文金顾不上这些,他走上前,请天王起身走下龙椅,坐在一张圆凳上。他仔细观察了一下,不错,的确是断头疽。他不慌不忙地打开行囊,取出药材和一个小罐,只见这小罐里盛着一种鲜红的酱,原来是江南一带特有的水辣椒(水辣椒为沿江江南一带的特产,其做法为:将新鲜的红辣椒晾干,切成小块用盐腌制后在石磨上磨成浓稠状的酱,用来佐餐)。他用清水擦拭了一下疽的周围,用一根竹片取出辣椒酱轻轻地均匀涂在上面,然后取出一种粉状药物洒上,再用细布包裹。当红色的辣椒酱涂在疽上时,洪秀全的脸部肌肉出现了一丝抽搐,一股清凉渗入脖子,原来这是张家家传秘方采用的独特的药引,它利用辣椒的刺激扩张患处,助药性渗入疽内,同时,以辣椒的刺激减缓疼痛。果然,洪秀全似乎感到了疼痛的缓解。连续七天,每天文金都要如此这般地为洪秀全施药。第三天,断头疽的疽头开始萎缩,第七天,洪秀全的断头疽奇迹般地治愈了。洪秀全龙心大悦,下令赏赐张恒春药号七十二船樟木和十几船的"淘丹(当时泛指矿物质药材,多作为治疗跌打损伤、痈疽瘩背等外科用药的原料)",价值白银十万两。正是这些白银解决了张恒春后来在状元坊建新址时的木材需求。

张恒春立足芜湖之后,店内的坐堂医生长年无偿地为本埠及四乡贫困患者把脉开方,不收分文。由于张恒春传承人皆学医,深谙医者父母心的道理。以仁爱之心、慈悲之怀,尽可能帮助更多的患者解决病痛之苦。为了让更多的百姓看得起病、买得起药,张恒春早期的掌门亲自为买药的患者把脉看病,然后再抓合适的药给他们,不收诊金。正因为掌门的这种医者仁心,贯彻到坐堂医生之中,逐渐成为一种不成文的规定长久地保留了下来,为平民百姓所称道。

张恒春长期奉行以仁慈待大众、反哺社会的慈善之举。张恒春药号在芜

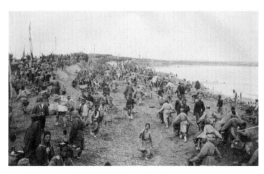

20世纪30年代的芜湖水灾后的江边

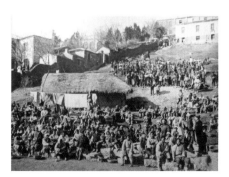

弋矶山医院山坡上逃难的灾民

湖站稳了脚跟后,随着业务的发展,资本也陆续积累起来。张恒春历代传人深知"财散则人聚,财聚则心散"的道理,乐善好施、广布慈善、多行善事。光绪二十七年(1875)夏,芜湖一带连降暴雨、内河泛滥,大小圩田一片汪洋,四乡灾民涌入城里。张文彬立即叫店员们在长街状元坊口开设大粥场,一日三餐供应饥肠辘辘的灾民。天热难当之际,吩咐伙计用甘草、香薷、乌梅、银花等多种中草药熬制防暑降温的药汤免费供百姓饮用。药号每天还以十两纹银为限,向前来店门口的灾民每人发放3枚铜板,以便他们购置小物之需。这一发放,就是整整一个月。

洪水退却的第二年,一场瘟疫在芜湖蔓延开来。据民国《芜湖县志》记载,"患者吐泻,肌肉立消,俗称鬼偷肉,亦名瘪螺痧"。瘪螺痧即霍乱的俗称,因吐泻交作、耗液伤血、高度脱水致使手指螺纹下陷而得名。张文彬、张敬之闻悉后,携坐堂名医滕如松和徐云山等人研制了"浮麦蚕矢汤",用大缸盛上,搬到街头,施予患者饮用,效果甚佳,患者病色渐退,人数日见其少。奇药成功控制了疫情,但横陈街头的尸体是一大污染源,须尽快处理,这就急需一大块地作义冢。于是,张文彬找到了以佛法结缘的李鸿章家族"五大人"李经藩,还有洋人赫怀仁,共同在驿矶山脚下修建了芜湖历史上最大的一座义冢,很快城内外三千余具因瘟疫而亡无人过问的尸体深埋入土。这些善举成功阻止了瘟疫的蔓延,避免了一场人间悲剧的发生。

1890年,张恒春药号发生了一件大事,自1877年接任掌门一直奉行"深购远销、批零兼营"发展策略的张文玉,又一次亲自携子光源外出采办药材,不幸

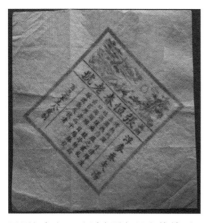

民国初年(1912)浮麦蚕矢汤宣传单页

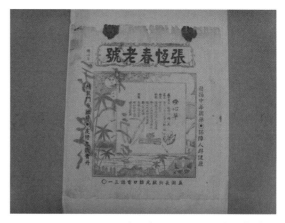

民国三十六年(1947)灯心草宣传单页

所乘船只在南京附近的下关水域遭遇不测,船只沉没,父子双双罹难。这对于正处于勃兴期的张恒春药号而言,无疑是一次沉重打击。长期以来一直少理店事、专心礼佛的张文彬不得不走到前台,担当起掌门重任。

排行老三的张文彬自幼心慈寡欲,稍长便随二位兄长在芜湖张恒春打点堂务。因药号大事皆有兄长主持,文彬也乐得逍遥,事事唯兄长指令而行,不越雷池一步。当时,芜湖城内浓郁的佛教文化对张文彬产生了极大的影响,目睹人间残酷杀戮的血腥和无休无止的病痛折磨,文彬认为,虽有仁术解人间肉体之疼痛,却无法摆脱人之生老病死之苦和恶念恶行的纵横。于是,他皈依佛门,以求解脱,并以"我佛慈悲普度众生"的信念,一手以仁术解世间病痛之苦,广积福报;一手持佛门之戒度众生于来世。因此在文金、文玉任掌门时期,文彬除了按照兄长的要求,干些分内的事外,专心诵经念佛。他与芜湖著名古寺、世称"小九华"的广济寺主持结下了佛缘,两人常在一起礼佛、谈经、论法。咸丰年间,太平军到处毁庙破佛,广济寺也遭到损毁。光绪年间,广济寺开始大规模修缮重建,张恒春广为筹措钱粮捐赠广济寺。

九华山乃中国四大佛教圣地之一,绿树环抱、庄严肃穆的古寺"华天寺"大雄宝殿正门上,高悬着用陈年红松制作的匾额"法喜充满",笔力遒劲、入木三分,为张恒春捐赠。张氏家族与九华结下世代因缘,每年携子孙家眷,拜佛朝圣,沐浴佛光。

张文彬接手后,他慈悲为怀的佛家信念给张恒春"医者仁术、济世为民"的

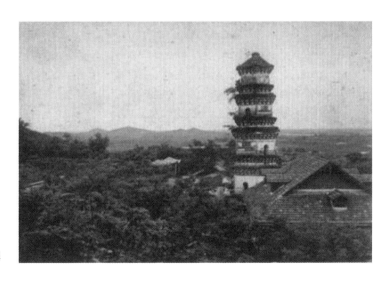

赭山广济寺塔旧影

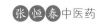

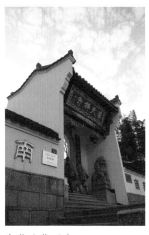

九华山华天寺

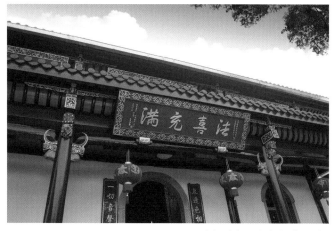

张恒春捐"法喜充满"匾额

儒家思想又增添了新的元素。他首次提出的"福富同享"观念,使儒佛相兼、仁慈并重,成为张恒春中医药文化的一个特点。

《三世因果经》曰:"欲知前世因,今生受者是。欲知后世果,今生作者是。"佛门中的张文彬深信因果报应之说,其任掌门时,张恒春一方面以药救人,缓解世间病痛之苦;另一方面广布慈善,深种福缘。这一点对张氏后人产生了很大影响,后代掌门也都以行善事、积善缘、得福报为行为准则。因此,张恒春药号被世人誉为江南"善门"。

据芜湖当地老人们回忆,张恒春在20世纪上半叶的数十年间,曾有无数次的善举。如每到年终,都要散发数十石米票,穷人们凭票可去米行兑米。张恒春的门工淮北人倪寿民在过年时,就曾代药号向过往的穷人发放过钱财。夏季酷暑时,张恒春施药,以周济穷人。史料记载,张恒春在清末至民国初年,用于捐助洪涝灾害及公益善款达到四万五千多两白银、田地二百余亩。一些健在的张恒春老人回忆:张氏故乡溧水及芜湖附近四乡八邻的村民,无论是否张氏族人,只要求助而来都可以在药号里免费吃住。

张恒春的员工回乡,药号都要让他们带一些时令药回乡分发。如春季的防风通圣丸、黄连上清丸,夏季的纯阳正气丸、藿香正气丸、七厘散,秋季的雪梨膏,冬季的滋补膏方等。

民国年间,当涂护驾墩曾爆发霍乱,死人无数,许多穷人无钱购棺材入葬,张家广置棺木免费供给,使许多穷困家庭的死者得以入土为安。

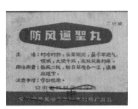
防风通圣丸老标签

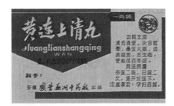
黄连上清丸老标签

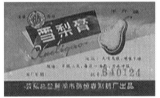
雪梨膏老标签

万应午时茶宣传单页

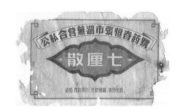
七厘散老标签

　　信仰的力量总能给人带来意想不到的结果,张家尊崇儒学、信奉佛教的传统,帮助自己避免了一场浩劫。1937年底,日机轰炸芜湖,芜湖即将沦陷,掌门张健卿携家人逃难到当涂护驾墩。可护驾墩平静了不到一个月,日军的十八师团就在1938年侵袭扫荡了当涂。大年三十晚上,一支日本军队已开到护驾墩,张健卿把家中两道门紧紧关闭,他深知日本人异常凶恶淫邪,家里有十几名女眷,该把她们藏在哪里呢? 他突然看到家中的佛坛,立即将她们藏进家中菩萨柜中,关上柜门,外面用樟木箱堆起。没过多久,日本兵就在汉奸带领下闯了进来,到处翻砸,有人开始搬动佛坛前的樟木箱了,就在这命悬一线之时,小队长突然命令士兵住手。原来,他是一名佛教徒,看到了佛像,一番虔诚叩拜后,竟然下令撤出张家。日本人走后,家人喜极而泣,赶忙在菩萨像前连磕了九个响头。张恒春在家中设佛坛,菩萨在冥冥中加持护佑,令全家逃过大难。

　　人有信仰,便有敬畏之心,有敬畏之心,便知有所为而有所不为。张恒春以仁存心、慈悲为怀,不以恶小而为之,不以善小而不为。凭良心做事不积恶,凭能力做事常积善,逐渐形成张氏"乐于行善,喜好施舍"的家风,在江南地区留下了美名。

　　1937年"七七事变",日本帝国主义发动的全面侵华战争使张恒春药号陷入严重的危机。这一年的12月初,日本飞机对芜湖地区进行了数日的狂轰滥炸,长街、二街、车站、码头都遭受了严重的破坏。轰炸造成了长街的大火,火势蔓延到张恒春药号,店面被熊熊火焰席卷,好在张恒春在日机轰炸前已提前

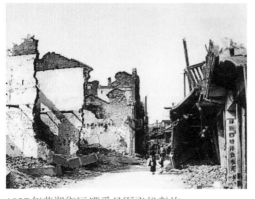

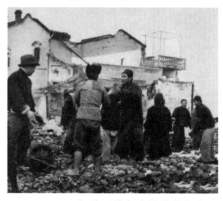

1937年芜湖街区遭受日军飞机轰炸　　　　　1938年清理战争废墟的芜湖市民

歇业,家人、店员回乡避难,避免了人员的大量伤亡。留守药号的员工在张敬之次子张天煌的率领下,奋不顾身地扑灭了大火,保住了一半铺面,为后来张恒春药号的复业保存了重要的基础条件。1939年,南京的日伪政权为了以战养战,开始陆续恢复各地市场,时任管事的谢树德由香港返回上海,电召张健卿、张裕卿、张筱泉三人返芜复业。因店铺被毁严重,大批库存药材损失殆尽,恢复营业面临着严重的资金困难。张健卿将自家的金银首饰变卖筹得了五万元,张筱泉筹措了三万元,谢树德筹措了十万元,大家抱团合力终于使张恒春经营得以复苏。复业以后的张恒春药号以民族大义为重,冒着巨大的风险,为中国共产党领导的新四军提供了大批贵重药材,支援了伟大的抗日民族解放战争。

　　当时,中国共产党领导的新四军在芜湖地区开辟了大大小小多个抗日游击区。1941年5月,新四军第七师成立并在无为建立了皖江抗日根据地,成为插入日寇心脏的一支重要的抗日武装力量。为了筹措抗日经费和重要物资,第七师在无为县汤沟镇建立了自由贸易区,巢湖、无为等地的粮油、土特产集中到汤沟镇与江南的工业品进行交换。药品是战争中最为急需和紧缺的,也是敌方严加控制的商品,张恒春药号生产的伤科外用药更是战场上使用广泛的药品。当时担任皖江抗日根据地货管总局局长的蔡辉,通过爱国商人杨大炎找到了时任药号掌门的张健卿,希望为新四军提供这些急需的药品。身怀民族大义的张恒春人,毫不犹豫地答应了这个要求。为了躲避日伪政权的检查与控制,张恒春的当家人绞尽脑汁,通过调整生产量、改换包装等手段,将自己生产的伤科名药断血流、行军散、三七片等,秘密地源源不断地输送到汤沟镇,供应给新四军,充分体现了张氏家族的民族大义和张恒春药号以仁义存世的精神。

　　正是由于一百多年来,张氏传人崇尚仁善、深明大义,为张恒春药号赢得了广泛的信誉,构成了张恒春中医药文化的宝贵内涵。

第三节
祖训高悬　虔诚天知

　　张恒春自迁入状元坊新址后,便将"虔诚虽无人见,存心自有天知"悬挂于店堂上,时时提醒家人与店员,并以此为祖训代代严守。作为制药者,必然敬重生命,必须潜心执业,因为制药的过程是私密的过程,无人可见,也很难监督,完全依靠制药者自身油然而生的敬畏感和始终如一的虔诚态度。只有相信头顶三尺有神灵、人在做天在看的信念,才能抵御各种诱惑而有所不为。孔子曰:"人而无信,不知其可也。大车无輗,小车无軏,其何以行之哉?"(《论语》卷二)也就是说,人无信如车没有了车杠与车衡之间的连接,如何可以行走。《周易·系辞上》上有言:"天之所助者顺也。人之所助者信也。履信思乎顺。又以尚贤也。是以自天祐之。吉无不利也。"只要坚守诚信之道,必然可以得

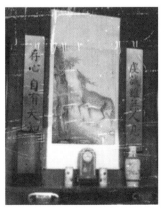

老宅祖训

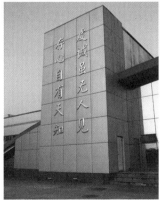

厂房祖训

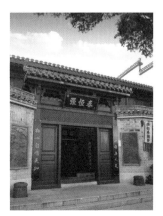

鸠兹古镇店祖训

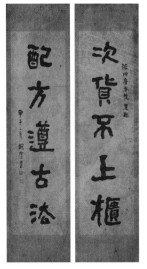

鲍实赠书法作品

到天的保佑而无不利。张恒春历代传人深知,对药号而言,所谓天佑乃是广大百姓的信任;而这种信任正是建立在长期诚信务实的基础之上。

张恒春以诚为本的经营理念主要体现在药品的生产与经营两个方面。在药品的生产过程中,张恒春药号严守规矩,遵循"次货不上柜,配方遵古法",确保药品质量。饮片上柜前必须进行筛选,头片送柜零售配方,二片留下批销绝不以次充好;配制成药中的犀角、牛黄、羚羊角、麝香等贵细原料必取上等货,古方配制,决不克扣分量。对变质、有害的药材,无论如何珍贵,一律销毁。张恒春销毁有毒虎骨的

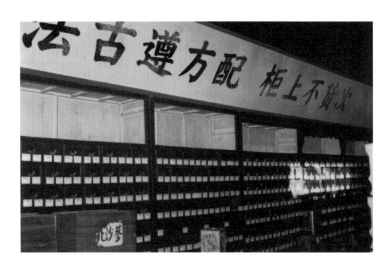

20世纪70年代的张恒春药房

故事,在江城中广为流传。

一日,在张恒春药号后门青弋江边的空地上,一群人聚集在一堆虎骨旁。这时,有人喊道:"快来看啊,张恒春焚烧虎骨了。"人们闻声纷纷围拢上来。只见,张恒春药号的掌门张健卿将一壶柴油浇在虎骨上,点燃了虎骨下的柴堆,瞬间火焰冲天,虎骨在烈焰中发出噼里啪啦的声响。人群中不时传来叹息声,"太可惜了,这么珍贵的虎骨!"有人说道。这时,张健卿将手中的一块虎骨举起说道:大家看到的这些虎骨,表面上光泽油润,实际上它是有毒的。说着,张

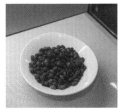
馆藏猴枣展示品

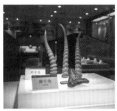
馆藏羚羊角展示品

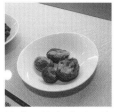
馆藏天然麝香展示品

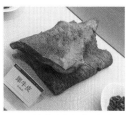
馆藏犀牛皮展示品

健卿用刀在虎骨上刮了一下,只见虎骨表层下发黑。"这是只被毒死的老虎,这种虎骨万万不能入药。今天,张恒春烧了这种虎骨,就是向各位证明我们绝不用伪劣之材。"众人闻言皆拍手称赞。

全鹿丸曾是张恒春的著名成药,为保证质量,张恒春自家圈养梅花鹿。每当全鹿丸开始制作时,张恒春都要让其下属的公和兴抬着活鹿沿街告示公众,然后开始宰杀、清洗、炮制、配制,以向世人证明张恒春全鹿丸质量的真实可靠。

当时的人们对张恒春的成药称之为张氏恒制圣药,被公认为放心药。20世纪二三十年代,无为县曾有一户乡民家中的儿媳身患重病,医治无效身亡。其娘家人找来理论,夫家将病人生前所服药方上印有"张恒春"字号的包装盒拿给来人看,来人看后,认为既然张恒春的药都不能治,那一定是病入膏肓、命中使然,便不再追究了。当时,在芜湖四周方圆数百里的城乡百姓口中,流传着一句话:"看病要找滕驼子,吃药要找张恒春",说明了他们对张恒春虔诚制药的绝对认可。命运之神从来不会平白无故地降临,百姓的口碑与信任就是上天对张恒春虔诚制药的最高褒奖。这不正是张恒春两百多年来严格遵循诚信为本而获得的"天佑"吗?!

经过历代掌门对张氏祖训的坚持,诚信为本的理念已经成为张恒春药号的一种企业精神,让其员工自觉遵守,从而形成了贾而至诚的立业文化。这一文化潜移默化地渗透到张恒春药号发展的整个历史进程中。无论在什么样的情况下,张恒春药号都严格按照古方药典配制成药,决不因为价格、原料匮乏等原因偷工减料或选用替代品。即便是在计划经济条件下国营张恒春制药厂的经营困难时期依然如此。据1970年进厂长期担任供销员、改制后担任张恒春工会主席(现已退休)的曹成回忆:计划经济时期,厂里配制虎骨追风酒,计划配给的粮食酒缺少了16斤,有人提出可以用0.80元1斤的地瓜酒代替。但

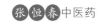

因药典规定需用粮食酒炮制,张恒春药厂便想方设法买了16斤2块多钱1斤的弋江大曲添加了。当时,张恒春炮制成药需180斤白糖,白糖是紧俏物资,有关方面认为可以用古巴糖替代,只同意拨给100斤白糖、80斤古巴糖,厂里为确保成药质量硬是找到省政府领导,经过特批,终于获得了180斤白糖的计划。

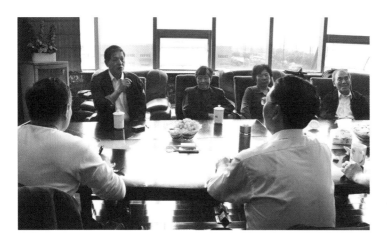

张恒春原工会主席曹成在研讨会上回忆

　　一个企业、一个族群,无论环境如何变化,时势如何变迁,唯有不变的是渗入其骨髓的文化基因,基因不变、生命长存。尽管20世纪50年代以后,张恒春药号的性质、体制发生了质的变化,但由于老员工的言传口授、身体力行,张恒春中医药文化的基因得以保存,这也是今天张恒春药业能够顺利实现现代化转型,踏上腾飞之路的原因之一。

第四节
徽韵浸润　崇儒重义

　　芜湖历来为四方商贾汇集之地,明代徽商兴起。芜湖和徽州两地间距离不足二百公里,其间虽然有山岭阻隔,但自古便有大道相通,兼之有弋江绿水为纽带,人群往来不绝。东汉末年的山越人便是徽芜一带土著的祖先,百姓多为一体。因此,徽州人对芜湖有着天然的亲切感,视其为第二故乡,加之芜湖周边物产丰富、四方物资汇集,又为水路码头,为商业的发展和商人的活动提供了优越的条件。徽商到达芜湖后,上可至川、鄂、赣,下可达苏、沪;经运河可达扬州、北京。明代著名戏曲家、抗倭名将、徽州人汪道昆说:"吾乡去芜阴(芜湖)四百里而近,乡人贾者,往往居芜阴。"(汪道昆:《太函集》卷一〇)因此,芜湖成为徽商从事贸易的理想天地,也是他们外出读书或经商的跳板。明朝两百余年间,大批徽州人在芜湖创业,开办了一批闻名全国的商号和作坊。如明中期,歙县人阮弼在芜湖开设染坊,"召染人曹治之,无庸灌输,省费而利滋倍。五方购者益集,其所转毂,遍于吴越荆梁燕豫齐鲁之间,则又分局而贾要津"(《芜湖商业史话》)。芜湖浆染业在阮弼的手中达到了鼎盛,明《天工开物》称之:"织造尚松江,浆染尚芜湖"。又如:万历年间,休宁人汪一龙在芜湖创立正田药店,字号"永春",其"精岐黄""慎选药材,虔制丸散""四方争购之,对症取服,应效神速",声名远播(《芜湖商业史话》)。

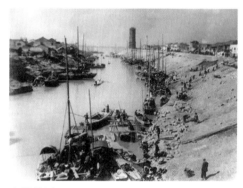

古塔雄风

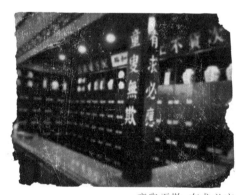

童叟无欺,有求必应

以徽商为代表的商业移民,和一大批徽商的兴盛,给芜湖这座古老的码头城市注入了一股清新的文化元素,即徽商精神。这种精神包括贾而好儒、重义轻利、开拓进取、勇于担当的徽骆驼精神。

张恒春药号长期处于徽商文化浓郁的氛围之中,汲取了徽商文化的宝贵元素,充实到自身的经营之中,形成了它尚儒崇义、仁义至上的精神风貌。

抗日战争时期,张恒春在民族危亡之际,不惧日本侵略者的淫威,以超凡的智慧和义无反顾的勇气,掩护了反对帝国主义的地下抗日斗争,将大批自家生产的贵重药材源源不断地秘密输送到抗日根据地,充分体现了它坚守民族大义、勇于担当的精神。

张恒春吸取了徽商贾而好儒的精神,重教兴文,对志向高远的人才给予尊重与资助。安徽省著名现代报业先驱的张九皋就是在张恒春的帮助下从学徒中走出的一代报业大家。

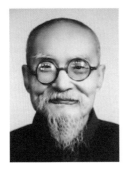

老报人张九皋
(1889—1963)

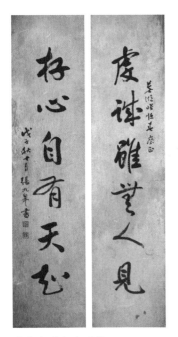

张九皋赠书法对联

张九皋,1889出生在江苏溧阳县城一个平凡的家庭,早年父亲病故,为谋生计,年仅15岁的张九皋,独自离开家乡,在1904年来到芜湖,成了张恒春药号的学徒。年少时的张九皋十分勤勉,朝乾夕惕,刻苦学艺。张恒春药号掌门张文彬对这位小同乡也是关爱有加。他发现张九皋非常喜欢读书看报,便把张九皋推荐给了住在店东的一位清末举人,此人知识渊博,学问、道德、书法都很好,闲暇的时候喜欢看书写字读报,对少年时期的张九皋无疑起到了积极的影响和启蒙。张九皋有机会接触大量的书报刊物,逐渐对新闻报业产生浓厚兴趣,思想也发生了转变。面对列强欺凌、国土沦丧、民族危亡的局势,年轻的张九皋忧心忡忡。他目睹民众的愚昧麻木、世风日下、读书人的迷茫、精英阶层的颓废,深感当务之急不是医治人民的身体疾病,而是唤起民众,宣传新的思想、新的文化。张九皋认为,从医治病,凭一己之力,也许能救百人;然而投身新闻,唤醒的是民族的觉醒,影响的是千人万人。于是,他立志投身新闻事业,宣传新思想、针砭社会

的黑暗,以唤起民众。明白了张九皋的志向,张文彬立即给予了首肯和支持,从此,张九皋告别了张恒春,弃药从文,开始了他的报人生涯,成为安徽现代新闻事业的开拓者。1915年,张九皋在商界朋友和张恒春的支持下,独自创办了安徽第一份《工商报》并任社长,兼任《皖江日报》总编。在新文化运动中,两报在传播新文化、支持"五四"爱国学生运动、打击商界亲日的顽固派、策动全埠

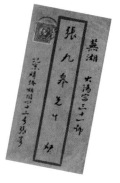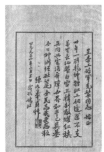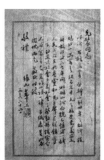

张九皋先生信函

的大罢市、抵制日货等运动中发挥了重要的宣传作用。在张九皋和一大批爱国志士、新闻爱好者的努力下,安徽新闻界一扫旧报坛中萎靡陈腐的气息,鞭挞时弊、讽刺抨击地方统治者的贪污腐败行为,以民众喜闻乐见的清新明快的白话文、革命党人的战斗文风,深受社会各界人士和民众欢迎。

　　1937年日本帝国主义发动了全面侵华战争,芜湖沦陷,无数家庭残破。张恒春药号和张九皋的报馆,都无法幸免。为局势所迫,张恒春歇业并遣散店员;张九皋在《工商报》上发表《抗战到底》一文后亦宣布停刊,携带小型印刷机,带领同人撤退到三河镇,在艰苦的条件下,仍通过电台编辑前线抗战消息,发行宣传抗战《工商报(三河版)》。

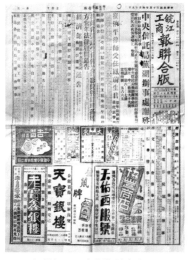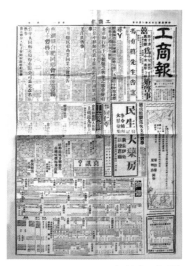

1946年《皖江工商报》联合版　　　　　　　　1949年的《工商报》

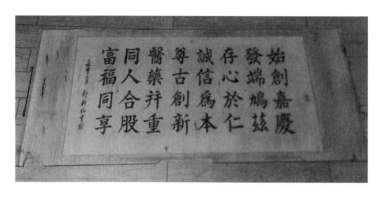

时任《工商报》主笔
郝耕仁题字

在抗战胜利之际，张九皋迫不及待地回到芜湖，准备恢复《工商报》联合版时，却受到国民党政府的百般刁难，连续三次打伤排字工人、捣毁机器，但这些都无法阻止张九皋复刊的决心。然而机器被毁、资金不足，复刊面临困难重重。此时的张恒春，虽深陷窘境，但听闻张九皋复刊《工商报》时，依旧为之振奋、鼎力相助。张健卿与张九皋志同道合，他们认为，抗战胜利后，人们呼唤民主与自由，工商界需要有自己的报纸，需要发出自己的声音。遂克服困难，筹措资金，为《工商报》复刊出钱出力，使这家进步报刊终于得以复刊面世。

张恒春秉承以义取利的原则，在义与利的权衡与取舍上，彰显了重义轻利、仁义至上的精神风貌。这种精神体现在对待员工、百姓和对待客户两个方面。

对待企业员工，张恒春本着"员工富则企业富"的理念，实行了较为优厚的薪金福利待遇，在生活与精神两方面都给予细致入微的关怀。对待乡邻百姓方面，张恒春慈悲为怀，以义待之。据《当涂文史资料第二辑》记载：芜湖有一小贩，因战乱导致夫妻分散后，张恒春视其人孤苦伶仃，收留其免费吃住达数十年之久。

张恒春对待客商和业务合作伙伴，始终坚持以义待人，重义轻利，绝不做乘人之危、投井下石之事。茯苓，俗称茯灵，是寄生在松树根上的菌类；其运用广泛，与各种药材配伍，不管寒、温、风、湿诸疾，皆有独特功效，古人称之为"四时神药"。1941年，潜山一药材商人运数百石茯苓到芜湖出售。当时，芜湖市面上的茯苓大量积压，价格大跌，购者有限。潜山商人的货一时无法售出，久困于码头，心急如焚。遂求售于老客户张恒春，药号虽然自家用不了如此多的茯苓，但考虑到外地客商久滞异乡实属困难，便以当时的市价收购，茯苓商人不仅赚不到钱还略有亏损。当时上海人非常喜欢这味药材,需求量极大,张恒春管事谢树德获此消息后,便将这批茯苓销往上海,获利三倍。张恒春考虑到老客户做生意不容易,不能让人吃亏,于是主动给潜山客商汇去了一笔款项,不仅弥补了他当年的损失而且使其颇有所得。该客商为张恒春药号的仁义所感动,从此,他的茯苓一直保质保量优惠供应给张恒春药号。

张恒春之所以敢于承诺"童叟无欺,有求必应",就在于它长期以来对药材供应商以义相待、以诚相待,从源头上保证了药材的质量和品种的多样性。

张恒春在经营的过程中,目睹徽骆驼走南闯北、不辞辛劳的精神,深受启发。张文玉确立的"深购远销、批零相兼"的经营发展策略,可以说正是对徽骆驼精神的实践。张恒春立足芜湖后,利用芜湖上可通赣鄂川,下可至苏浙沪,北上可至豫鲁,南下可达闽粤的地理优势,把目光投向了辽阔的祖国大地,循着徽商的足迹走出去,开拓广阔的市场。为了获取大批道地药材,张文玉亲自深入药材产地,看行情,寻代理。张恒春先后在川、鄂、苏、杭等地设立了庄户或代理,以收购道地药材。张恒春的本地土药和恒制成药也销到了大江南北,甚至远销东南亚。1945年9月,时任掌门张健卿接到了一份加急电报,乃是设在上海外滩附近咸瓜弄的申庄负责人发来的。电报上说:"最近南亚一带感冒病疫流行,急需中药桔梗,而申庄仓库正好有百余担上等桔梗,特请示能否将这批药材火速售往南亚地区。"张健卿早有开拓香港及东南亚地区市场的想法,收到电报后,当即派遣协理老号的张启后携老大房的张启鼎、老二房的张泰平赴沪处理此事。三人在10月间到达上海,携大量桔梗及止咳平喘的中成

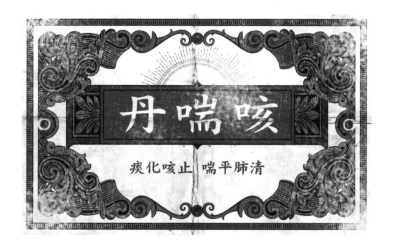

恒制咳喘丹老标签

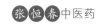

药搭乘英商太古公司"永生号"轮船登陆香港,一行人到了香港后,立即挂上张恒春香港分号的招牌,将药物迅速发往新加坡。很快百余担桔梗和大批的咳喘丹被销售一空,治愈了大批患者。

香港之行,首获成功,顺利打开了东南亚市场。载誉归来的张启后、张启鼎和张泰平在返回大陆时,又从东南亚一带购进大批量的犀牛黄、猴枣、燕窝、西洋参等名贵上等药材,途经香港转运至大陆销售,获益颇丰。从此,张恒春药号的购销网络,不仅遍及国内各省,更是走出了国门;其声名远播东南亚一带,正宗恒制成药成为当地的抢手货。

张氏家族的尚儒崇义、以仁存心与徽商文化之间有着天然的契合度,在同样的商业氛围中,张恒春中医药文化将徽文化的元素融入进来,丰富了自己的内涵。

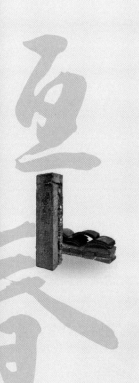

第四章

良工名医　尊古创新

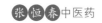

古人曰:"古之圣人,不居朝廷,必居医卜之间。医可以贱简为哉? 本草者,固医家之耰锄弓矢也。洪纤动植,最为繁杂,散于山泽而根于脏腑。名不核则误取,性不明则误施,经不辨则误入。误者在几微之间,而人之死生寿夭系焉,可无慎乎?"自古,医药同源,本是一家,所谓医知药情,药知医用;药到病除,妙手回春。神农尝百草,岐黄研医术,均因世人"唯其不免于寒暑阴阳之侵也,故必良药补之,毒药攻之,而后得以祛其所害而终其天年,则天心见矣"。(重刻本草纲目序)医者药之主,药者医之术。无主者则不知其用,无术者则无以为用。张恒春历代传人深刻领会中医药之间紧密相连的关系,精研岐黄经典,传承医药并重的家风,谨遵古法炮制道地药材,广泛征集民间秘方,潜心制作丸散膏丹,遵古而不泥古,创新而不离宗,使张恒春药号得以长盛不衰。

古法炮制　道地药材

五千多年历史的中华医药,博大精深。无数岐黄先辈为缓解人间病痛之苦,呕心沥血,积累了丰富的经验,形成了系统的中医药理论体系、实践体系和制药技艺。张恒春历代掌门以敬畏虔诚之心对待制药。他们清楚地认识到,优质的中药材是临床疗效的重要保障,中药材大多数来源于自然界,不同产地的药材,其功效差别很大;中药的炮制方法与功效关系密切,若药物炮制方法不当或者质量不佳则会严重影响药效发挥。选用道地药材且采取精湛的炮制工艺是保证中药材质量的重中之重。

张恒春药号长期以来,坚持采用道地药材,严格遵循古法炮制药材,确保了药品质量与自身信誉。

"道地药材"是优质药材的代名词,是指产于一定的地区具有悠久的历史,质量优良、疗效显著、久负盛名的中药品种。东汉时期的《神农本草经》记载:药有"土地所出,真伪新陈";孙思邈在《千金翼方》中特别强调了药材的产地,指出:"用药必依土地",为后世正式专用"道地药材"奠定了基础。由此可见,

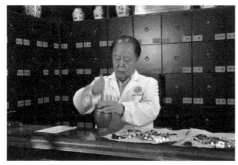

传承人技艺展示:捣药

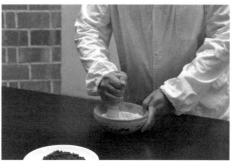

传承人技艺展示:研磨药粉

道地药材具有明显的地域性特点,它主要体现在几个方面,一是药材对于特定产区自然环境的独特依赖性;二是在其产地形成了独特的生产技术和加工工艺,为他处所不能及;三是药材在特定产区的产量长期保持稳定,占据着药材交易的主流地位。诸如闻名于世的"十大广药"(巴戟天、广地龙、橘红、高良姜、金钱白花蛇、砂仁、佛手、广陈皮、沉香、广藿香)、"四大怀药"(山药、牛膝、地黄、菊花),浙八味(白术、白芍、浙贝母、杭白菊、延胡索、玄参、麦冬、郁金)、"十大皖药"(霍山石斛、灵芝、亳白芍、黄精、茯苓、宣木瓜、菊花、丹皮、断血流、桔梗),以及东北的人参,宁夏的枸杞,甘肃的当归,四川的川贝母,江苏的薄荷,青海的大黄等,有历史可寻的道地药材就已经超过了250种。

由于各地所处的地理环境不同,水土、气候、日照、生物分布不完全相同,药物本身质量及治疗作用也有显著区别。如我国长白山的"野山参"与东北各省及接壤的朝鲜、日本的"园参"之间,人参皂苷的含量差别较大,药理、疗效均

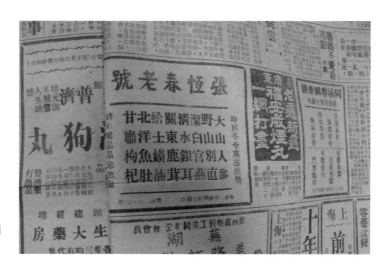

1948 年《工商报》刊登的老号药材广告

有差异。又如不同品种大黄,泻下作用也不完全相同。而贝母又有浙贝母和川贝母之分,浙贝母主产于浙江象山,长于清肺祛痰,适用于痰热蕴肺之咳嗽;川贝母主产四川、西藏、云南等省区,长于润肺止咳,适用于肺之燥热咳嗽、虚劳咳嗽。

正是由于上述种种原因,历代医者都特别重视道地药材的使用。古今医家给患者开具中医处方时,习惯在很多中药前标注"川""浙""云""滇""广""怀"等,以强调道地药材的重要性,以确保中药质量和临床疗效。

道地药材是中药材品质的象征、质量的保证。张恒春把药材质量和信誉,视作药号的生命。精选道地药材是张恒春药号严格把控的第一关。在张恒春百年历史中素有"非道地药材不处方,非道地药材不经营"的说法。

而精选道地药材,需有高超的辨别药材的技术。第三代传人、掌门张文玉就是这样一个具有高超而独到辨药技能的人;1888年,他在上海城隍庙荣获全国"辨材状元"。张文玉辨别药材,除了精研本草外,还通过实验来积累辨材经验。潞党参产于山西省平顺县,其特点是参条纤长、质厚味纯、皮黄肉红、色泽鲜艳,三五叶、松花头、花淡黄、有芳味,横断参条上可见明星点点,即"虎头凤尾菊花心",因其道地,故潞党成为党参的别名。有一次,张文玉在选购党参时,两种不同产地的党参摆在面前,而且都说是潞党参,仅从形状、味觉上辨别很难区分真伪。于是,张文玉将两种党参切成片,让两个中年伙计含在口中,嘱咐他们疾走三五里,结果一人气喘吁吁,而另外一人气息如常,他当即指出:

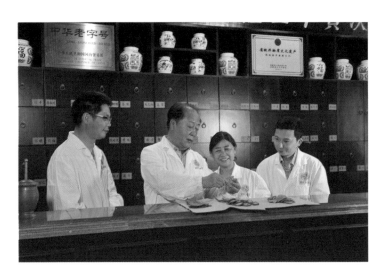

传承人带徒授业:
辨识药材

"气息自如者,所含真潞党也。"为了后继有人,在培养员工方面,张文玉提出"制药全凭识药材,辨材须满十年期"的要求。正是在这样严格的要求与训练下,张恒春药号培养了一批辨别药材的高手,他们当中相当一部分人成了安徽省内甚至全国中医药界的翘楚。如王礼卿,人称"老王礼",是解放后安徽省第一批中医药师,业内公认的辨药高手;他在张恒春药号积累了丰富的识别道地药材的技巧、经验,对药材的鉴别能力甚至超过当时的实验仪器,为安徽省中药地方标准和炮制规范的制定立下过汗马功劳。也有一部分人后来从事教学或研究工作,成为安徽省药检所、安徽中医学院、芜湖中医学校等专业院所的技术骨干。

张恒春高超、严格的辨材技术,避免了药材采购中的失误,确保了道地药材的纯正品质。为了保证大量采购道地药材,张恒春采取"坐庄"与代理制、产地采收和坐店收购三种方式。1877年,继任掌门的张文玉,在兄长文金"皖省分号经营"基础上,审时度势,开创坐庄制。所谓坐庄,是商号为采购或推销货物的方便在外地设置的常驻机构,即派专人久住产地或主要商贸中心购货、招徕顾客。张恒春派擅识药材和精明能干之人担任"庄客",在汉口、上海等集散地设庄坐镇,以确保道地药材的采购。上海是张恒春主要进货区,采购品种以洋广货为主,如各种洋参、木香、广皮、藿香、海马、海龙等名贵药材,抗战前每年采购量在二十万元左右。汉口庄收购川、汉、湘、鄂、云、贵等地药材,如川贝、川芎、独活、白芷、花椒等。此外,针对采办数量较少的药材,则通过各地的代理庄,如苏州的薄荷、蜂蜜、蜈蚣等,徐州的淮北货金银花、红花等,宁波的象贝母、四川的银耳、西安的麝香等。

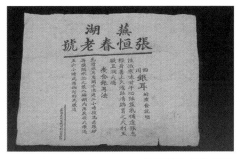

老号药材宣传单页

除了坐庄采购外,产区采收、坐店收购也是张恒春的一贯方式。每年四、八月间,或药材上市的季节,药号都委派专人赶赴各大产区大量采办、收购,以减少中间转手可能带来的失误。由于张恒春长期的诚信经营也为自己积攒了一批忠实可靠的专业供应商,每到药材上市时,他们经由水路、陆路将药材送到药号,包括安徽省的白芍、茯苓、明党、桔梗、沙参、木瓜、杏仁、光慈菇等四五

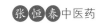

十种。

药号在调配中药处方时,严谨认真,不惜成本地使用道地药材,以确保药物品质和临床疗效。比如张恒春祖传"鸡药"底方中的炙黄芪,处方要求用恒山黄芪,这种生长在海拔2 000米之上的山西恒山一带的黄芪,外皮呈土褐色,网纹明显,体轻而粉性大,气味香甜,补气效果奇佳,是黄芪中的佼佼者。虽然本地土药中有上好的黄芪,价格也便宜许多,但张恒春药号为保证"鸡药"正宗,必用恒山黄芪。

中药炮制古称"修事""修治""炮炙",是指中药材根据中医用药理论,通过一定的操作方法予以加工,使之符合医疗需要的过程。主要包括:净选加工技术、药材软化处理技术、饮片切制干燥技术、炒制技术、炙制技术、煅制技术、水火共制技术以及其他技术(发芽、发酵、制霜、水飞、煨制、烘焙)等。中药材的炮制主要是达到以下几个目的:

一是增强药物的疗效。在炮制过程中,有些药材通过添加辅料,能起到增强疗效的作用。蜜、酒、醋、姜汁、猪胆汁等液体辅料尤其具有此等功能,因其本身也是药材,具有相应的治疗作用,它们与被拌和的药材之间,存在着协同配伍关系。如醋炒延胡索,是增强其止痛作用;蜜炙紫菀、枇杷叶,能增强润肺止咳作用;酒炙丹参、川芎,能增强活血作用;姜汁炙半夏、竹茹,可增强止呕作用。不加辅料的其他炮制方法,也能增强药物的疗效作用,如石膏煅用,可增强收敛生肌作用;侧柏叶煅炭,能增强止血作用等。

二是降低或消除药物的毒性或副作用。有些药材本身就有毒性,为了保证用药安全,必须除去其毒性,发挥其治疗作用。如川乌、草乌、附子、半夏、天南星等生用内服易于中毒,经水浸泡后,再煮至口尝无麻辣味,其毒性便大大降低;制巴豆霜可以缓和腹泻作用。

三是改变药物的性能,扩大适用范围。药材通过某些炮制处理,能够在一定程度上改变药材的部分性能与功效,以适用于不同的病情与体质需要。如生地黄药性寒凉,长于清热凉血,主要用于温热病,但拌以黄酒反复蒸晒后,则变为微温之熟地黄,又以补血见长,主治血虚证。生首乌可通便、解疮毒,而制首乌则补肝肾,益精血。

四是增强或引药入经,便于定向用药。中医对疾病的部位通常以经络、脏腑归纳,对药物作用趋向用升降浮沉来表示。炮制可以引药入经及改变作用部位或趋向。如大黄苦寒，其性沉而不浮，其用走而不守，酒灸后能引药上行，能在上焦产生清降热邪的作用，以治疗上焦实热引起的牙痛等症。又如小茴香、橘核经过炮制后有助于入肾经。

五是便于加工粉碎或易于煎取有效成分。质地坚硬的矿石和介壳类药物经煅烧后，则易于粉碎，也易在短时间内煎取其有效成分，如醋淬赭石、煅烧牡蛎等。

六是利于储藏。药物一般经过加热、炒等处理后，避免了贮存期内回潮、霉变现象，更好地保证药效。

七是去除杂质及非药用部分。天然药材在采集过程中常混有泥沙、虫卵以及残留的非药用部分，入药前必须进行严格纯净处理，采用挑、筛、洗、漂、刷、刮等措施，除去杂质和非药用部分，使药材达到规定的净度。如一般药材洗去泥沙、杏仁去皮。张恒春传统乳香炮制技艺有其独到之处，采取的是水煮法炮制乳香，首先将乳香水煮熔化，滤清残渣，浓缩成膏，炒至冒青烟时，取出摊开，切成小块。这样的制乳香，质地纯净，质量优良。

八是矫味矫嗅。动物类或其他有特异臭味的药材，往往难以入口或服后有恶心、呕吐、心烦等不良反应，常采用漂洗、通常蜜灸、酒炒、醋炒、麸炒、土炒等方法处理，以利于服用。张恒春传统炮制技艺中对黄狗肾的炮制也颇具特色，它采用米炒黄狗肾的方法，将黄狗肾切片与粳米共同下锅，炒至米黄出锅，既可去掉部分腥臭味，又可使黄狗肾通过米这个传热体受热均匀，色泽变黄，不至于焦煳而影响功效。千百年来广大人民群众通过不断摸索、不断实践逐步形成了中药材的古法炮制技术和工艺体系，成为中国非物质文化遗产的重要组成部分。

张恒春在饮片制作时，严格遵从古法炮制，培养了一批技艺精湛而工艺规范的药工队伍。张恒春老药工精湛的炮制技艺闻名遐迩，坚硬的槟榔能切成100多片，半夏可切得薄如蝉翼，人们用"一个槟榔108，附子一吹飞上天"来赞誉张恒春老药工的技艺。张恒春的阿胶制作经过水泡、去毛、去垢、清水洗净、上锅煎煮、过滤、浓缩、

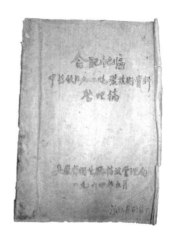

1964年张恒春整理的《合肥地区中药饮片加工炮制技术资料》

加敷料、收膏等近十道工序,从原料到熬制成胶块耗时一个多月。

张恒春的炮制技艺精湛而全面,工艺复杂而精细。其炒就有清炒、麸炒、砂炒多种,炙则有酒炙、醋炙、盐炙、姜炙、蜜炙、油炙等,制炭有炒炭、煅炭,以及煅、蒸、煮、炖、煨、燀、制霜、水飞、发芽、发酵等。张恒春在遵古法、精技艺的同时,勇于进行探索,形成了张恒春独特的炮制技法。较为典型的有:张恒春"升降"法、豆腐收毒法和"恒制半夏"炮制法。"升降"法是用于制造外科药物的一种方法,如汞药物类的红升、黄升、扫粉的制法。"升"法以硝铺底,加上原药,盖上碗,用火煮烂,使药气上升至碗底;"降"法相反,火在碗上烧,药气下降,如炼硫黄。豆腐收毒主要用于炼制砒霜,砒霜在炼制过程中会产生极毒的三钾砷气体,对工人有害,张恒春采用豆腐收毒,有效保障了员工的健康。

在加工饮片中张恒春独创了"恒制半夏"炮制法。半夏是中药材中最为常用的药物之一,运用广泛。唐孙思邈在《备急千金要方》中,录入了以半夏配伍的药方达数百种。他在书中写道:"凡半夏。热汤洗去上滑。一云十洗四破。乃秤之。以入汤。若膏酒丸散皆煻灰炮之。"说明以半夏入药,需炮制。宋《太平惠民和剂局方》记载了半夏的几种炮制方法:其一,"半夏水煮三十沸,薄切焙干,生姜汁炒"。其二,"半夏汤洗七次,姜汁浸三日,炒"。其三,"半夏白矾制,各二十两"。其四,"半夏白好者,水浸洗过,七两,生用"。明李时珍在《本草纲目序例第一卷》中写道:"半夏有毒,须用生姜,取其相畏相制也。"半夏因炮制方法不同,分为清半夏、姜半夏、法半夏,其药性也有不同。清半夏,半夏与白矾同制,长于燥湿祛痰,多用于痰饮;姜半夏,半夏与姜矾同制,长于和胃降逆止呕,多用于呕吐泻痢;法半夏,甘草和石灰同制,偏于温化寒痰,多用于

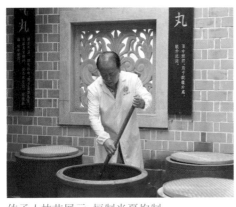

传承人技艺展示:恒制半夏炮制

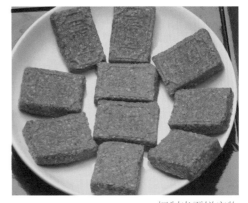

恒制半夏饼实物

寒证痰饮喘咳。

张恒春"恒制半夏"炮制技艺,综合了上述古法中的各法,以中药相畏即"一种药物的毒性或副作用被另一种药物抑制或消除"的配伍原理,采用了七种辅料多次炮制的方法。具体方法为:将半夏原药在春、秋季先漂7日,每天换水1次;至第7天时加入皂角浸泡,至第14天加入明矾浸泡,至第21天加皮硝浸泡,至第28天用甘草煎汁兑入浸泡,至第35天加入青盐浸泡,至第42天加块石灰浸泡至第49天,淘尽石灰水,再用鲜生姜捣汁加清水,兑入拌匀,晒干,即得饮片,故称"恒制半夏"。1994年出版的《安徽省医药志》记载:张恒春"饮片加工具有特色,如:加工法制半夏的传统方法,加入七种辅料同制(同煮、同漂),达49天。辅料有皂角、明矾、皮硝、甘草、青盐、石灰、生姜七种,制毕干燥,打碎使用。这种半夏几乎没有麻辣味,且炮制时间长,使用辅料多,系张恒春的传统制法"。这种独到的炮制之法,最大限度地消除了半夏生品之毒性,增强了其饮片燥湿化痰之功效。在此基础上,张恒春开发生产了独家秘方特效成药——恒制半夏。

"恒制半夏"等传统的中药饮片炮制加工方法,通过张恒春老药工们一代一代师徒传承,保留至今。此外,还通过原张恒春员工、后来在芜湖中医学校(安徽中医药高等专科学校的前身)教学药厂工作并兼任教师的陶家声和陶崇顺两位老先生向一届又一届学子们传道授业,得以发扬光大。

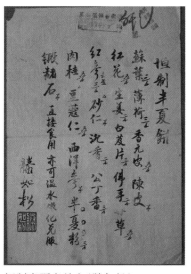

恒制半夏老处方(滕如松)

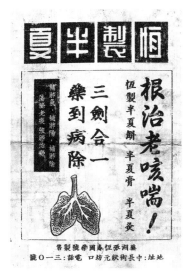

解放前恒制半夏海报

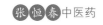

第二节
潜心精制　丸散膏丹

　　张恒春立足社会基层，面向市井百姓，以精制普药为自己业务的主攻方向，高度关注社会民众中的常见病、流行病发展趋势，根据百姓的广泛需求，生产、研制了大批疗效显著的中成药，其中就有张恒春根据独家秘方、验方研发生产的丸散膏丹。

　　初创时期的芜湖张恒春药号，主要以门市饮片为主，兼售普通丸散。自迁入芜湖长街状元坊口新址以后，设立了加工作坊，开始实行了前店后坊的经营方式。后坊的丸散房专门负责配制蜡丸、药酒、丹散、胶、釉等成品药，品种最多时达百余种，除了门市零售外，更多地用于批发经营，成药销往全国各地。

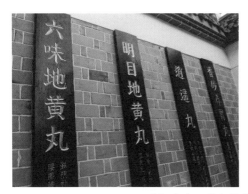 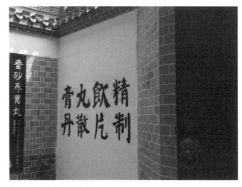

张恒春中医药文化体验馆展示各种产品

　　张恒春丸散膏丹的制作技艺既继承了传统，也颇具自家特色。其丸剂有水丸、水蜜丸、大小蜜丸、糊丸、蜡丸等。水丸系由中草药细粉，以水为黏合剂泛制而成的细小球形制剂。水丸溶解性好，制作简单，服用方便，易吸收，药效快，是中成药较为广泛采用的剂型。早期的张恒春采用传统的手工制丸技术，按照起母、泛丸、盖面、干燥、挂衣、闯亮六个步骤进行操作，其中泛丸技术最为关键。操作起始，以微小的丸粒为母核，又称"母子"。泛丸时将合格的母子置药匾内的一边,用刷子蘸黏合剂刷于药匾的另一边,揉动药匾,使母子在刷有黏合剂处滚动,待母子表面均匀湿润后,将母子推向匾的另一边,将药粉撒布母子上,继续揉动药匾,使母子滚动黏附药粉。再按上法刷水,加药粉,经推、拉、揉、摔、闯等动作,反复操作,使丸粒逐渐增大、变圆和硬实,至丸粒约1 000粒重相当于一钱。泛丸过程中,要随时过筛选粒,将大小丸粒分别进行泛制,这样制成的丸粒均匀一致,外观圆润,光泽有神,药香浓郁,咀嚼有韧劲,弹性有度,疗效出众。如今,张恒春的老员工仍传承着这一技艺。

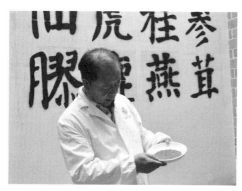

泛丸示范

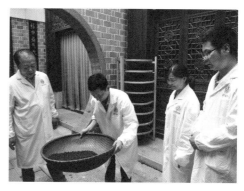

升丹制作

蜜丸以炼制过的蜂蜜为赋形剂,与药物的细粉黏合制成圆球形丸剂。蜜丸的种类依其服用要求的不同,分为小蜜丸、大蜜丸;又有因制作时添加其他赋形剂如膏汁、水等,分为蜜膏丸、蜜水丸。蜜丸的传统制作方法包括炼蜜、和药、制丸、挂衣、蜡皮固封等步骤。炼蜜是首要工序,是将蜂蜜过滤后热处理至一定程度的操作过程,包括选择蜂蜜与热处理两个过程。炼蜜是为了挥发蜜中的水分、破坏酶类、杀死微生物,适当加强其黏合力。炼蜜又根据制剂的要求分为炼嫩蜜、中蜜、老蜜三种,技术要求较高,需要一定的经验积累。优质蜂蜜是保证蜜丸质量的关键,张恒春非常重视蜂蜜的甄别和选用,一般北方蜂蜜含水量较少,其中以枣花蜜、荆条花蜜为佳,荞麦花蜜次之;南方蜂蜜含水量较多,以荔枝蜜、坝子蜜较优。

糊丸是以米粉或面粉加入适当的清水或酒搅和后加热,使之成为稠糊,作为黏合剂,与药粉细末搅拌制成丸药。糊丸干燥后较为硬结,进入患者体内后崩解较慢,便于在体内慢慢吸收,可以达到延长疗效的作用。张恒春自制糊丸有磁朱丸、小金丸等多个品种。

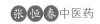

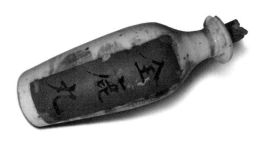

瓷瓶装全鹿丸

　　在张恒春生产、研制的成药尤其是普药中,丸剂是主要品种。"丸"其义可引申为"通缓"之意,即在体内自然溶化并被吸纳的过程较缓,药效来得较慢。丸剂的优点是:造型美观,载药量大,携带、服用方便,适应范围广,药效缓和持久,不良反应弱,有利于治疗慢性疾病和病后的调理。百余年前的中国,经济落后、社会贫困,广大人民群众的生活水平低下,身体素质极差,各种疾病困扰着广大普通百姓。许多人有病拖着,往往急性拖成了慢性,轻病拖成了重病。年轻时可以靠身体硬抗,年老了扛不住了,稍有些条件的不得不吃药。因此,丸剂是张恒春的主打产品,最为著名的张恒春传统丸剂成药有:纯阳正气丸、阳神丸、恒制咳喘丸、全鹿丸、乌鸡调经丸、养胃丸、气血双补丸、六神丸、六味地黄丸、川贝止咳丸、军中跌打丸、化痰祛风丸、恒春丸(逍遥丸)、兔脑丸等数十种。在这些著名的丸剂中,有张恒春独家秘方药丸,有《张恒春老医案》中保存下来的药丸,有张恒春老处方保存下来的药丸,有张恒春医方集抄保存下来的药丸,更有张恒春从民间发掘、搜集的丸药。

　　如今,在各大药房广泛出售的逍遥丸,一直是张恒春药号的招牌药,因其药材地道、制作精良、疗效极佳,被称作恒春丸。慈禧的父亲时任吏部文选司主事的惠征,在道光二十九年(1849年)因为考察成绩一等,受到皇帝接见,被外放道府一级的官职。同年四月,任山西归绥道。咸丰二年(1852年),调任安徽徽(徽州府)宁(宁国府)池(池州府)太(太平府)广(广德州)道的道员,驻地

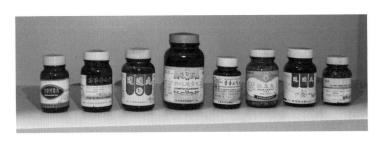

张恒春制药厂传统
知名丸剂

在芜湖。惠征在芜湖生活了近一年,对张恒春生产的恒春丸的奇佳功效十分了解,曾多次购买恒春丸,以医治家眷胸胁胀痛、月经不调的妇科病。在与其女时为兰贵人的慈禧书信往来中,偶尔提起此事,在慈禧太后的脑海中留下了深刻的记忆。于是,便有了后来赐药予李鸿章的后话。

　　张恒春药号与清朝晚期重臣李鸿章的往来更是颇具传奇色彩。李鸿章,安徽合肥人,是历经咸丰、同治、光绪三朝的元老,也是中国近代史上著名的洋务运动领袖之一,影响重大的政治家、外交家、军事家,淮系集团的创始人与首领。他在镇压太平天国运动中,立下了赫赫战功,朝廷极为倚重,很快平步青云、官职节节高升,由地方要员进而升为朝廷重臣,深受慈禧太后的宠幸。人生难以十全十美,仕途坦荡的李鸿章年近四十,却膝下无子,只得过继兄长之子,内心甚感遗憾。据说,慈禧太后听闻此事,立即将张恒春药号的"恒春丸"赏赐给李鸿章,并下懿旨敦促其夫人按时按量服用。此后,李鸿章又从芜湖张恒春购买了一批逍遥丸,让两位夫人长期服用。果然,效果神奇,李鸿章接连生下几双儿女,家室随之兴旺。李鸿章大喜,特地派人给张恒春药号写了一副"懿旨辄与世情合,天事亦须人力为"的对联表示感谢。从此,李鸿章家族与芜湖结下了不解之缘。芜湖米市也因之兴起,其子李经方创办了芜湖最早的房地产开发公司"李淑兰堂",开辟了半个芜湖市区;其女李菊耦的外孙女张爱玲则成为现代中国文坛上的一代才女。

　　散剂是指一种或多种药物经粉碎、筛分、混匀而制成的干燥粉状固体制剂,具有易分散、奏效快、制法简便、剂量可随症增减等特点,十分适宜社会底

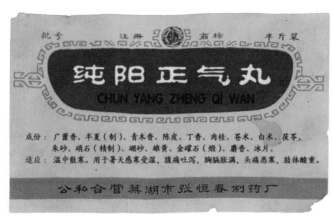

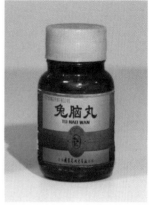

公私合营时期的纯阳正气丸　　　　　　　　　　　　　　　　　兔脑丸

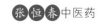

层百姓易发急病之需求。古有论述："散者，散也，去急病用之。"张恒春在长期面对社会基层，服务于普通百姓的过程中，形成了自有特色的散剂制作技艺，生产了一大批疗效显著、使用广泛、百姓急需的内外用散剂，如金黄散、七厘散、冰硼散、六一散、急救散、锡类散等。金黄散，存于《张恒春老医案》，其处方由姜黄、大黄、黄柏、苍术、厚朴、陈皮、甘草、生天南星、白芷、天花粉十味药材组成，先将前九味药材研成细粉，再与天花粉配研混合均匀，然后分剂量成散剂，每袋五钱。外用，其功效为消肿止痛，主治痈疖肿痛，暑湿流注，跌打扭挫伤，痰核乳痈等症。

在清朝中晚期的社会剧烈动荡、战乱频发的现实中，张恒春的外用散剂也得到了非常广泛的运用。如具有活血化瘀、止痛止血功效，治疗跌打损伤、血瘀疼痛和外伤出血等症的七厘散、行军散等曾是军营中的常用药。

张恒春的膏剂有外用膏药与滋补膏方两大类。外用膏药为选用相宜的基质与药物，制成专供外用的半固体或近似固体的制剂。由于直接敷贴于体表穴位，药性透过皮毛腠理由表入里，渗透达皮下组织，促使药物"归经"，发挥全身药理效应，因此被广泛用于皮肤科与外科。同时，张家世传医学以外科为主要特色，其外用膏药是长期基于社会基层百姓的需求而研制、传承下来的，主要用于溃疡、外伤流血、热毒痈疽、跌打损伤等疾病。广大劳动群众在日常生产活动中，经常会遇到磕磕碰碰的身体伤害，尤其是外伤、热毒痈疽较为普遍，张恒春外用膏在社会基层广受欢迎，解决了无数百姓的病痛。如张恒春的拔毒消痈膏、消疔膏等，前者具有拔毒消肿、散瘀止痛的功效，对热毒痈疡所致的红肿灼痛、已溃未溃、身热凛寒等症有特效；后者具有清热解毒、散肿消疔的功效，用于疔疮肿毒、红肿麻痒等症。

而滋补膏方的制作重点在熬胶。张恒春一直遵循"炮制繁复必不省人力"的业内规矩，经过一代代恒春人的不断实践与创新，形成了独特的熬胶法。以张恒春精品阿胶为例，其整个熬胶过程是相当精细而繁复的。一张驴皮需经过水泡、去毛、去垢、清水洗净、上锅煎煮、过滤、浓缩、加辅料、收膏、定型等近十道工序，从原料到制成胶块耗时一月有余。张恒春药号内流传着一个故事：一个学徒在制胶的第一道工序水泡时，因图省事，没有按规定换水三次，被巡视的药师发现了，该学徒当即被开除。张恒春的阿胶曾于20世纪中叶获得国家级金奖，出口海外。

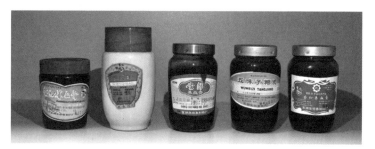

20世纪70年代张恒春系列滋补膏

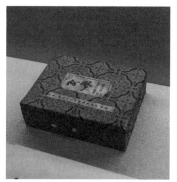

张恒春精品阿胶

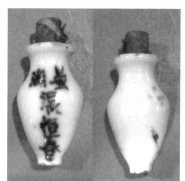

瓷瓶装蜡丸

"红升丹""白降丹"都是以汞为原料制作的中医外科常用药物。张恒春的"红升丹"的制作方法是以水银等原料铺罐底,盖上碗,盐泥封固,罐下用火加热,使有关成分升华到倒扣的碗底而成红色的丹药;"白降丹"的制法则正好相反,是以水银等原料铺罐底,倒扣在碗口朝上的碗上,用火在罐口朝下的罐底烧,使药气下降到碗口朝上的碗底而成白色的丹药。这些技艺都集中体现了张恒春在制丹过程中对古法的继承与创新。此外,1983年《中成药》杂志刊载的文章说道,"解放前夕,芜湖霍乱、痢疾流行,这时该店生产的救急丹、黄金丹之类药品广泛用于救灾,起到了预防和治疗的目的。实践证明,救急丹治疗霍乱上吐下泻、黄金丹治疗红白痢疾具有良好的效果……"

在张恒春的独家秘方制剂中,最具有代表性并长期得到广泛使用的成药是恒制咳喘丸。它是医治慢性支气管炎与哮喘的特效药。芜湖地处长江下游,属北亚热带湿润季风气候,冬冷夏热,尤其是春秋转换时节,天气骤冷骤热,呼吸疾病流行。作为内河重要的码头城市,芜湖集中了大批以苦力谋生的底层百姓,他们经济收入微薄,一般受点风寒都是凭着自身的抵抗力熬着,经长年劳累、久受风寒,必然积劳成疾,一到秋冬季节便深受咳喘之苦。芜湖张

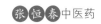

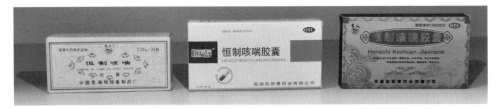

恒制咳喘胶囊包装盒系列

恒春药号首任掌门张文金目睹了百姓中的这一现象,深为无法找到医治咳喘、痰瘀、肺热的特效药而苦恼。1877年前后,受兄嘱托,擅长辨识中药材与炮制技艺的张文玉,经不断摸索,在传统法半夏、姜半夏的基础上,创制了恒制半夏炮制方法,并以恒制半夏饮片为主要药材,采用独特的配伍生产出医治咳喘、痰瘀、肺热的特效成药——恒制咳喘丸。此药一经问世后,便广受平民百姓的欢迎,各地药商纷至沓来,采购此药,尤其是贴近乡村的集镇药店采购甚多。据出身于中医药世家、安徽著名老中医、原安徽中医管理局局长邓大学的回忆,幼时生活在怀宁的他经常听祖父说到芜湖张恒春去采购恒制半夏。

　　恒制咳喘丸疗效显著,源自于它在配制过程中严格遵循中药配伍"君臣佐使"的原则。根据药方解析:半夏配陈皮,二药性味皆辛温,具燥湿化痰的功效。半夏得陈皮之助,气顺而痰自消、化痰湿之力尤甚;陈皮得半夏之主,则痰除而自下,理气和胃之功更盛。半夏配苏叶、薄荷,治外感咳嗽;香橼有调气、宽胸、化痰之功,佐半夏以增化痰止咳之力。佛手、砂仁、豆蔻仁皆为芳香化湿、行气和胃之药,配之以助气顺痰消之用。肉桂,功能温中补阳,方中配伍肉桂,取其辛、甘、大热之性,以温补肾阳治其本,合所谓"善治者,治其生痰之源"的道理。红参,取其补气之中带有刚健温燥之性,能振奋阳气,使气足痰自化。西洋参,功能益肺阴、清虚火、生津止渴,适宜肺阴虚久咳者。白及,《本草纲目》谓其"能入肺止血,生肌治疮",较多用于肺胃出血。甘草,性味甘、平,功能益气补中,祛痰止咳、清热解毒、缓和药性。方中配之,即取其止咳化痰之功效,又可调和诸药之间的关系,使之和谐而无相争之弊。(王玲《恒制半夏药方解析》,载《基层中药杂志》,1998年第12卷第1期)恒制咳喘丸取多种药材配伍之妙,不仅可镇咳化痰、更注重治疗生痰之源,有润有燥、治上顾下,标本兼治,是中华医药宝库中的一剂良药。

第三节
四时养生 渐成民俗

《黄帝内经·素问》道："是故圣人不治已病治未病，不治已乱治未乱。"张仲景《金匮要略》第一条也开宗明义提出"上工治未病"，揭示了诸病应当及早预防，勿等病成而治的原则。医术最高明的医生并不是擅长治病，而是防患于未然。所以中医强调治未病，即未病之时先预防。如何预防，养生乃为中医提供的不二途径。中医认为，人体有三宝犹如天地之有三宝也。天之三宝曰：日、月、星；地之三宝曰：风、火、水；人之三宝曰：精、气、神。有精则有神，所以积精可以全神，精伤则神无所舍。精又为气之母，精虚则无气，人无气则死。"精"乃人体一切器官与人体营养的基本物质，是人体发育生长的基础；"气"是人体中极为细微流通的物质，也是人体组织活动的能量；"神"是人体生命活动的外在表现。人的生命源于精，依赖于气，表现为神；精充气足则神全，神躁不安则伤精耗气。因此，中医养生的要义在于调经理气、协调阴阳寒热，使机体各功能处在最佳状态。养生滋补药方是中医药调理精气神、增强体质、治未病的重要方法。

张恒春在长期济世为民的过程中，逐步形成了一整套独特的养生理念，即因地制宜、适时补益、药食同源的治养理念。同时，针对具体的自然环境与地域特点及不同区域百姓的体质特征，研制了一批治养结合的保健调理药方。其中，影响广泛的有鸡药、雪酒、滋补膏方等，在提高人民群众的体质、改善特殊人群的身体状况等方面，发挥了重要作用。

鸡药是芜湖张恒春药号的著名养生药补验方，在皖南一带的民间有着广泛的影响，深受百姓欢迎。它是张恒春依据皖南一带特殊的地理、气候、物产等自然条件和当地的民风习俗，结合历代养生滋补秘方研制而成的；也是城乡百姓在冬至进补以鸡为食材配制的药膳，属中医食补疗法。

皖南一带地处长江下游的滨江冲积平原上，襟江带河、濒淮近海，山水秀

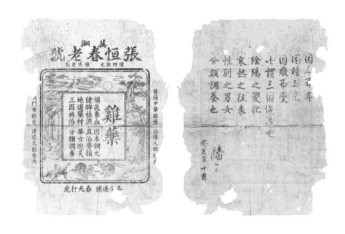

张恒春老号鸡药宣传单页及老处方

丽、土地肥沃。自东汉以来，当地百姓在水泽之地开发出圩田，从此，芜湖逐渐成为江南闻名的鱼米之乡。唐代这里就有了"近海鱼盐富，濒淮粟麦饶"的盛名。及至宋代，圩田经济已高度发达，诗人杨万里目睹了芜湖一带农村的繁荣和农家生活的殷实富庶，写下了"圩田岁岁镇逢秋，圩户家家不识愁。夹路垂杨一千里，风流都是太平州"的诗篇。每年的冬季都是农闲时期，富庶的农家生活为当地的百姓利用农闲养生滋补提供了有利条件。而皖南农村家家户户有着饲养鸡群以为副业的传统，利用冬令的农闲时节，炖鸡进补是民间悠久的习俗。正是在这样的历史社会环境中，张恒春鸡药走进了千家万户，成为皖南地区百姓冬令进补祛病的首选。

冬令时节进补，是我国的传统习俗。两千多年前的《黄帝内经》写道："夫四时阴阳者，万物之根本也。所以圣人春夏养阳，秋冬养阴，以从其根；故与万物沉浮于生长之门，逆其根则伐其本，坏其真矣。"俗语道："三九补一冬，来年无病痛""夏养三伏，冬补三九""冬至补一补，一年精气足"。制作药膳进行冬至进补是中医养生保健疗法的一个重要组成部分。《黄帝内经》曰："毒药攻邪，五谷为养，五果为助，五畜为益，五菜为充，气味合而服之，以补益精气。"自汉代张仲景创当归生姜羊肉汤医治血虚寒疝及妇人产后腹痛之后，历代医家不断发挥，用家养畜禽配对证之药物组成验方，烹制药膳，以达到滋补健体、扶正祛邪的功效，广为王公贵族所热衷。

在农耕社会，由于生产力低下，大多数普通百姓终年劳作，体力与身体损耗很大，许多人都有各种各样的因体虚带来的毛病。匮乏的物质条件根本不

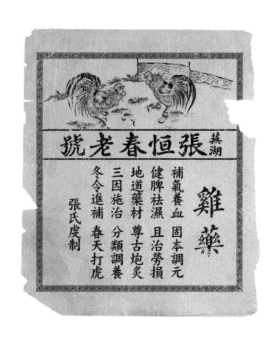

张恒春老号鸡药广告

允许他们经常享受进补与养生。但每年的冬季既是农闲,又临近年终春节,一般人家都会将一年的收成与积累集中在这一季里消费。于是,家境稍有宽裕的人家,都会利用农闲对家人进行一次身体的调养,这就有了冬令进补的民间习俗。

中国地大人众,各地物产、风俗各异。各地冬令进补的具体方法不同。西部地区冬令时节有以羊肉枸杞进补的习俗,而沪杭地区有膏方进补的习惯,皖南地区则有以老鸡汤进补的惯例。鸡作为我国各地广泛养殖的家禽,不仅具有很高的食用价值也有很好的营养保健价值。历代医书对鸡的补益功用多有阐述,《日华子本草》强调了黄雌鸡和黑雌鸡之药用价值,指出前者可"止劳劣添髓补精、助阳气、暖小肠、止泄精补水气"。后者能"安心定志,治血邪,破心中宿血及痈疽排脓,补心血,补产后虚羸,益色助气"。

芜湖张恒春创始人张文金长期研习传统本草经典,精通药理,尤其善于搜集、整理、研究各种养生验方。他对古方中的养生汤剂如八珍汤、十全大补汤等深有心得。他发现历代养生汤主要面对的群体都是王公贵族、官宦世家,其养生滋补的效果显然无法适应普通百姓的需要。因此,张文金针对皖南地区民间冬令以鸡汤进补的习俗和当地百姓体弱劳损的现状,开发创制了张恒春鸡药的底方。其方为:炙党参三钱,炙黄芪三钱,炒白术三钱,茯苓三钱,炙甘

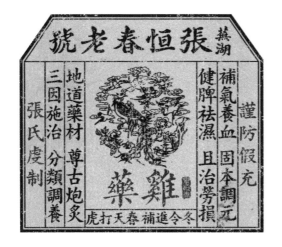

张恒春老号鸡药广告

草二钱,当归三钱,川芎二钱,熟地四钱,炒白芍三钱,肉桂一钱,怀山药三钱,枸杞三钱,阿胶四钱,首乌三钱,芡实四钱,苡仁米四钱,北沙参三钱,莲子三钱。此底方主要针对肾精不足,阴阳两虚,头晕目眩,体倦乏力,潮热盗汗,四肢不温等症;以供普通百姓制作药膳,达到补气养血、固本培元且治劳损的功效。

　　1908年,张恒春第三代掌门张敬之主事之时,滕茂公之子——著名中医滕如松在药号坐堂。在此期间,滕如松根据坐堂问诊的实践,对鸡药底方进行了增补,增加了三七、黄精、燕窝、银耳、鹿茸、紫河车等。同时,提出了分类调养和三因施治的理念,并且将冬令进补扩大到冬令和梅天的两季进补,使张恒春药膳食补疗法得到了进一步发展。

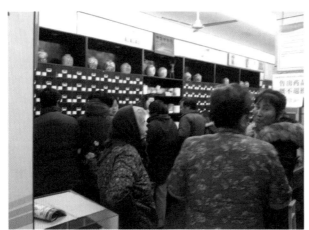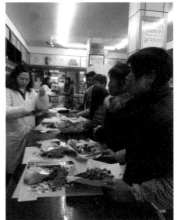

张恒春第一届"鸡药节"

　　张恒春鸡药强调"分类调养",即按阴阳、寒热、男女三类,秘制不同的鸡药配方,精于业务的药号店员在询问求购者情况之后,给不同的求购者对症下药。所谓"三因施治"法,即"因人而异,因时而定,因症而变",这一切都必须由药号坐堂医生决定,在基础方上对症添加相应药材,开出鸡药处方。对于打破砂锅问到底的进补者,药号的坐堂医生都耐心地加以释疑解难。据说,李鸿章的大儿子李经方曾因过度辛劳,身体虚弱,有一年冬至去购买了张恒春的鸡药进补,在熬鸡汤时又私自添加了一支上等高丽参。结果服用后,两眼视物模糊,数日后竟然出现了双目青盲、不能视物的状况。李家迁怒于张恒春的鸡药,命人上门责问。时任坐堂医生徐文田详细询问了李经方服用鸡药的情况,当了解到李家擅自添加高丽参之后,便解释道:"人参补人亦误人,人的五脏六腑之精上输于目,鸡药中已经含有人参,你又添加了高丽参,以至于人参服用过量,气机瘀阻,使清气不能上蒸,精气无法上行,故双目必然青盲。"遂让李经方每日服用梨汁一碗,十余日后,症状好转,双目已能视物,一个月后恢复正常。此事之后,李家对张恒春药号更是敬佩有加。

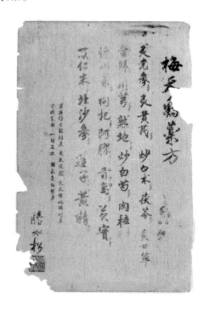

梅天鸡药方(滕如松)

　　药号历史史册记载,张恒春第一位开鸡药处方的坐堂医生正是为李经方开方的徐文田,他是当代芜湖名医徐少鳌的曾祖父。当年药号的大堂前还曾贴过一张显目的告示,告示上自信地写着:"欲使鸡药见神功,分类坐堂定乾坤。"正是因为张恒春鸡药的滋补效果极佳,广为四方乡民所喜爱。每逢冬至,张恒春药号前人头攒动,购者趋之若鹜。

张恒春药号第六代传承人张泰簏回忆:"每年梅天,及冬至数九期,乡间风行进补,摄药与鸡同煮是谓'鸡药':此药特补能强身,且治劳损……这两期鸡药张恒春供应量占全市百分之九十以上,每天总要摄出几百剂,排队拿药,若非信誉即不可能如此。"(1993年《当涂文史资料第二辑》)

张恒春鸡药使药膳这个"昔日王谢堂前燕,飞入寻常百姓家",迎合了大众养生的需求,使长期为王公贵族独享的药膳走进了民间,服务于普通平民百姓,推动了中医食补疗法的普及。张恒春鸡药的广泛推广,促进了皖南地区尤其是芜湖、宣城一带民间冬至以鸡药制作药膳养生进补传统的形成与发展。(《保健食补话"鸡药"》《中医药临床杂志》,1990年第02期,作者:承忠委、马继松)冬至以鸡药进补已成民间风尚。直至今日,每当冬至来临,前来张恒春大药房购买鸡药的人络绎不绝。

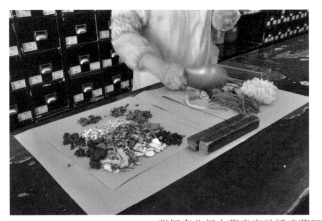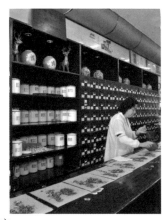

张恒春北门大药房店员抓鸡药配方

雪酒是张恒春坐堂医生徐文田为感恩张氏收留、庇护之德,依据祖上秘方酿制而成的药酒。该药酒分两大品种:一是除痹型,具有祛风除湿、强壮筋骨、温经通络的功效,主治风寒湿痹引起的筋骨疼痛、四肢麻木、屈伸不利、腰酸背痛等症。由虎胫骨、当归、鳖甲、枸杞子、山茱萸、山药等20余味道地药材兑入粮食酒浸制而成。另一种是清瘴型,具有清瘴辟秽、清热解毒之功效,适用于山岚瘴气,寒战高热、胸膈痞满、头眩口腻、呕吐腹痛等症。对南方湿气、瘴气严重的深山丛林地带的人群,预防和治愈瘴疠之气具有特效。其药方由生地、

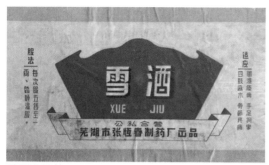

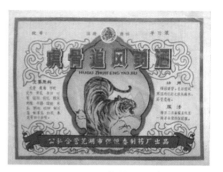

雪酒老标签

虎骨追风药酒老标签

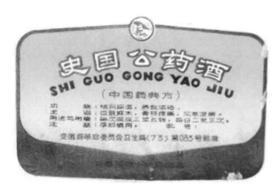

史国公药酒老标签

杜仲、柴胡、青蒿、丹皮等10余味野生药材加入粮食酒泡制。因药酒在炮制过程中需兑入一定量的雪水,故名曰雪酒。

　　据张家后人言传,张恒春独家雪酒治好了淮军将领刘铭传的风湿旧疾。1884年,刘铭传奉命督办台湾军务,筹备抗击入侵的法军。出师时,张恒春药号赠送清瘴型雪酒数百坛,这些雪酒在战斗过程中发挥奇效,帮助将士们克服了当地瘴疠之气,抵御了台湾热带海洋性气候带来的各种疾病及水土不服。

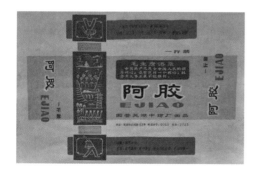

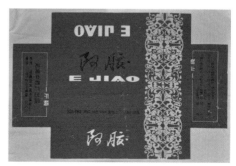

20世纪60年代阿胶标签

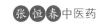

从而,帮助刘铭传的军队打败了法军的入侵,保卫了祖国的宝岛台湾。

张恒春老号的全鹿丸,其配伍十分考究,制作工艺复杂。全鹿丸以鲜鹿肉、鹿茸、鹿角、鹿肾、鹿尾加41味道地药材,用绍兴黄酒浸泡置于陶罐中密封后隔水蒸煮,至酒尽为度。再将川芎、陈皮等17味饮片粉碎后,与酒蒸药料及鹿血一起搅匀、晒干、粉碎。最后将炼制好的蜜汁与药粉相拌和即“合坨”制作成蜜丸。全鹿丸滋补效果极佳,20世纪20~50年代即在上海、港台乃至东南亚一带享有盛誉。

兔脑丸原名“长寿至宝丹”,为天然补肾佳品,乃是中国历史上最长寿的皇帝乾隆常服之药,后药方流落民间,几经辗转,为国药老号张恒春所得,并经不断地研制、改进,终成“兔脑丸”,这一宫廷秘方也成为张恒春的镇店之宝。本方按君、臣、佐三类药遵古配伍,由熟地、红参、当归、黄狗肾、肉苁蓉、益智仁、兔脑、茯神、琥珀、青黛等名贵药材组成。君药熟地和红参互提疗效,主治肾精不足、心脾两虚证;配伍臣药当归、白芍等补肾填精,益气生血;臣药狗肾、肉苁蓉、益智仁、兔脑,与滋肾填精和益气健脾类药相伍,辅助君药强化疗效;再配以茯神、琥珀等药补心益脾,安神定志;青黛性味咸寒,清热、凉血、解毒,为佐药,用以制约君臣药的峻烈补益之性;由于本方的君臣药都归经直入肾、心、脾,故不另加使药。此配方药具有强心健脾和安神补肾的显著功效,现用名“十七味填精胶囊”,传承近百年,至今依然是张恒春的独家处方、王牌产品。

如果说面向百姓的精制普药、医养结合的鸡药与药酒是张恒春立足市井、济世为民的主打产品;那么善配上流社会需求的滋补膏方则是张恒春得以获取利润、稳步发展的关键。张恒春深知,药号要生存、发展,仅仅有一个良好的意愿、济世救人的仁德远远不够,先祖张宏泰折羽凤阳便是惨痛的教训。而要获取药号发展的资本,就要迎合社会富有阶层的需求。精良且功效显著的滋补性膏方在具有很高消费能力、注重养生的富有阶层中有着广泛的市场。因此,张恒春十分重视滋补膏方的研发与生产,在张恒春药号的成药宝库中,滋补膏方占据着重要的地位。

自张恒春迁至状元坊开始实行前店后坊的经营方式之后,逐步开始研制、开发、生产具有自家秘方的面向上层社会需求的滋补膏方,其中以阿胶为主方的滋补膏就有阿胶安神膏、阿胶润肺膏、虎鹿阿龟胶等。据张恒春保留下来的老处方、老医案和医方集抄中就有滋补膏方20余种,诸如延寿膏、参鹿补膏、恒春养身膏（分男女）、滋阴调经膏、荷薏膏、归杞膏、参苓膏、黄精膏、琼玉膏等，以及一批养生茶的秘方，诸如皇菊茶、养生明目茶、补血开胃茶、双参饮、枸杞生津茶、桑菊平肝茶等。这些滋补膏方和养生茶为张恒春药号在上流社会中赢得了广泛的声誉，也为张恒春的资本积累提供了可靠的来源。

张恒春在迎合上流社会滋补养生的需求时，积极引导、推动未病先防、寓治于养、四时保健的社会风尚。张恒春药号首创了滋补膏礼品化的新消费方式，根据不同时节，针对不同人群，研制了多品种的滋补膏，进行合理搭配与精美包装，定制礼盒，一经推出，广受欢迎。以至于在上流社会送礼就送"张恒春滋补膏"，渐成为新的时尚。据第六代传人张泰簏在其撰写的回忆录中描述，"上海市民特喜冬令服用阿胶，大多托人到张恒春购买，诸如此类，不胜枚举。曾记得张恒春一天的收入，同上海大世界协大祥布店营业额不相上下，由此可见营业旺盛，实属药业中罕见"。

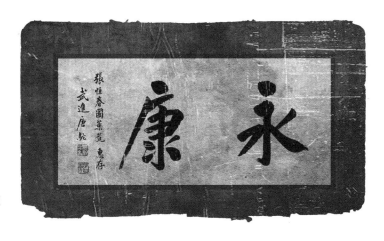

武进唐驼先生赠张恒春国药号书法作品

在新旧社会交替，东西方文化碰撞、自然经济快速解体并向商品经济过渡时期，张恒春药号历代掌门，以敏锐的嗅觉、开放的胸襟、独到的视野，在长期医药济世的过程中，逐步总结形成了医药健康养生理念，将中医药滋补养生、未病先防、药食同源的方法，融于不同的地域和自然环境中，针对性地服务于社会不同阶层，使之成为一种时尚与风俗，走在了时代的前列，不失为一种创新。

第四节
医药双修　延续家风

"医药不分家"是中医学的一个重要特点,中医诊病和药物治疗历来是一个完整的体系。春秋战国时期的"神医"扁鹊说过:"不知食宜者,不足以存生也;不明药忌者,不能以除病也。"张恒春的先祖们深谙此中道理,坚守医药双修的执业理念,这也是张恒春能够扎根社会基层、面向平民百姓、经营长盛不衰的重要保证。

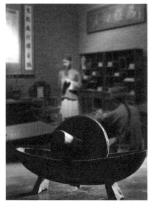

馆藏药碾

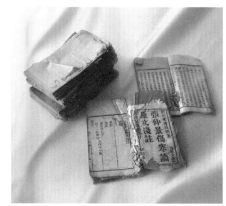

馆藏医书《张仲景伤寒论》

张恒春医药双修的执业理念,体现在三个方面:一是张恒春历代传人皆医药兼备;二是长期坚持坐堂医生制度;三是在员工中实行医药双修学徒制度。

一、医药兼备的传统

自神农尝百草辨得其药用之后,无论是《神农本草经》还是《千金方》或是《本草纲目》,无不是从药材之药性分析到针对病人之症候及至药方之配伍兼而有之。只是随着社会生产力的发展,城镇的逐步兴盛,中医、中药才逐步分离而各有侧重与分工。好的药号无不熟知医道,从草根走来的张氏传人继承了祖上传承下来的医药兼备的传统,中医外科是张氏家学。当初,张恒春的创始人张宏泰遣十四岁的三子张明禄到太平府属当涂护驾墩的孙大春药号当学徒,就是让他在中药材的辨识、炮制等方面进行深造,使之成为医药兼备之人才。

张明禄不负父亲的期望,不仅继承了家学外科,医术精湛、医德高尚,尤为擅长医治跌打损伤、痈疽瘰背、五淋白浊等病患,而且精通中药材的辨识及炮制方法。明禄有三子:文金、文玉、文彬,皆随父习医研药。文金善治中医瘀血证,他认为,瘀血证形成原因多,病机复杂,活血化瘀法临床运用,除因人、因症而异外,还必须重视瘀血与脏腑病位关系,注意邪正虚实变化,详审证候主次轻重。按"治风先治血,血行风自熄"原理遣方用药。二子文玉以药道见长,他儿时曾随父亲进入储存贵重药材的细料房,被映入眼帘的脂玉般的玛瑙、盘成麻花状的白花蛇、长鼻卷尾的海马、状若人形的何首乌、气味奇特的麝香强烈地吸引了,仿佛打开了一扇神奇的宝库,从此迷上了浩若瀚海的中医药王国。他随父亲入山川、历寒暑,采药辨药,练就了一双火眼金睛。药材之属性、真伪,产地之特征,药性之燥、热、寒、湿,无不熟稔于心。在他任掌门期间,首创了"恒制半夏"炮制方法,并研制了独家成药:恒制咳喘丸,成了张家祖传的专治慢性咳喘病及哮喘症的特效药。三子文彬偏好内科疑难杂症,擅长针灸术。

此后,张恒春的历代传人都谨记祖训、勤习家学、医药兼修。2015年初,80岁的张明禄第四世孙张泰林曾回忆说,自张明禄以下六代子孙皆精通中医学。如94岁高龄仙逝的张恒春第六代传人张泰壎就擅长中医外科,年逾古稀

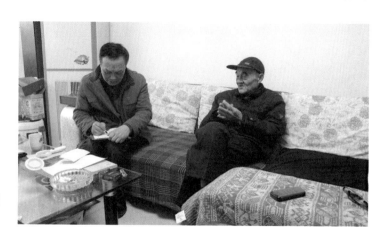

2015年采访张家后人张泰林

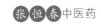
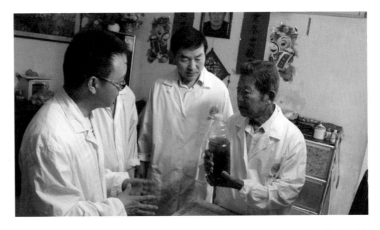

2015年第六代传承
人张泰塝传授药酒
配制技艺

还精心研习家庭古方、祖传秘方以及民间偏方,精心配制了一批中药,如保健
药酒、养生药膳和治疗皮肤病的特效药,供家族子弟和亲朋好友使用。

二、坐堂医生制度

张恒春自张明禄亲自作为坐堂医生开始,坐堂医生便成为张恒春长期坚
持的一项制度。坐堂医生是指在中药店行医的中医,它起始于汉代名医张仲
景。据传,汉献帝建安中期,张仲景任长沙太守,他公然打破了官府戒律,在公
堂上为病人诊脉开方,自称坐堂医生。张恒春创办之初,便继承了这一传统,
不惜冒风险、出重金网罗四方名医,延聘著名中医于本店坐堂,或与当地名医
挂堂,逐步形成了自己的中医人才体系。20世纪芜湖著名的中医名家滕如松、
刘玉恒、李少白、杨绍祥都曾到此店坐堂或挂堂,积累了丰富的临床经验。当
时,张恒春中医处方落款时也往往在前面冠以"坐堂医生"四字。

张恒春对杏林高手、名医药工,不惜重金,厚礼待之。为了发现、挽留人
才,张恒春不惜承受巨大的政治风险。据芜湖地区著名的中医世家滕氏、徐氏
后代回忆,太平天国失败后,张文金冒着谋逆、反叛的罪名,收留了太平天国下
级军官金陵江浦县人滕茂公、军医徐文田,前者长期在张恒春药号打理店务,
后者一直为张恒春的坐堂医生。

关于张文金收留滕茂公、徐文田曾留下了一段趣话。话说太平天国失败
后,大批太平军将士为躲避清廷的捕杀,隐姓埋名潜入乡野。当时的芜湖一带
就有一些太平军的将士隐藏下来。据传,1867年张恒春药号迁入状元坊新址

后,生意越发兴盛。药号的后堂紧靠着青弋江码头,每天都有从各地来的装载着各种货物的船只停靠,一些附近的穷苦人在码头做苦力谋生。一天,码头上一艘张恒春药号从皖西采购药材的货船正在卸货,掌门张文金亲自到码头看货,苦力中有一个大汉引起了他的注意。此人虽然衣衫褴褛、蓬头垢面,但其身板挺直、眉宇间藏有一丝轩昂之气。文金感觉到他不简单,于是连续数日,文金一有时间就到码头上观察。他便是金陵人氏滕茂公,茂公出身于书香门第,自幼读圣贤书、习丝竹琴艺,精通韵律。太平军定都天京后,广泛选拔人才,茂公也就入了军营。因其通晓文墨书信,在以贫困农民为主体的起义军中得到了重视,先后担任了太平军的文书、乐师。天京陷落后,他逃出来,流落到芜湖城外的乡下。当时的芜湖一带,因长期处于清军与太平军的拉锯战中,乡村遭到了严重的破坏,百姓四处逃亡以避战乱,以至于到了战事平息时,这里已是十村九空、田野荒芜,一片凄凉。战后,清王朝从湖广等地向这里移民,滕茂公也就夹在移民中躲到了芜湖近郊。从来没有种过田的滕茂公可谓是“五谷不分”,好在他有一副好身板,于是便在码头做苦力以谋生计。

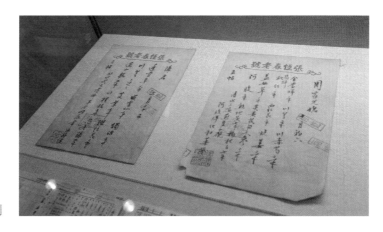

馆藏老处方两则

一个夏日的夜晚,江面上一缕缕清风驱散了烈日烤灼后留下的酷热。张文金手持蒲扇在江边漫步。忽然,远处传来一阵洞箫的乐声,那箫声或弱或强、如泣如诉;时而如孤雁折翅呜咽,时而如闷雷天际滚动,时而如疾风掠过江面。文金自幼喜好丝竹,精通乐律,他被这箫声所吸引,向着箫声传来的方向走去。只见月光下,一个似乎熟悉的身影映入眼帘,是他!正是数日来在码头做苦力的滕茂公。待箫声渐息,文金走上前去,吹箫人似乎感觉到后面有人,转过身来,在月光下与文金打了个照面。文金开口问道,先生何方人士?眼前

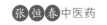

之人见文金称呼自己先生,深感意外,当即叩首道:"在下滕茂公,乃码头一苦力,为太平府人士,因家中遭遇水灾,家财荡尽,故流落于此。"茂公知道,清王朝正在到处搜捕太平军的残余,自己决不能暴露身份,好在太平府与金陵毗邻,口音相近,故以太平府人士自称。文金听得此言,已知一二,心中不觉泛起惜才、怜才之意,便对茂公说:"我观先生非等闲之辈,只是一时落难至此,不如到我张恒春药号当班如何?"茂公闻言,感激涕零道:"大恩不言谢,我当尽牛马之力。"其实,张文金观此人外貌、闻其言语已知此人定是太平军中之人,便有意庇护之。进入张恒春药号的滕茂公,感掌门知遇庇护之恩,尽心尽力为张恒春药号服务,后来还让自己的儿子学医以报效张恒春。其子就是后来长期在张恒春药号坐堂、被誉为芜湖名中医"四老"之一的"金陵儒医滕如松"。

　　滕茂公进入张恒春不久,又向张文金推荐了曾任太平军医官、被誉为外科圣手的徐文田。徐文田为祖传伤科名医,早年在家乡因不满地方豪绅欺凌百姓,仗义出手,成了官府缉拿的对象。后投身到太平军中。因其医术精湛,治愈了不少受伤的太平军将士。太平天国失败之后,他得到众太平军弟兄的帮助,得以逃出湘军的围剿,流落到芜湖,混迹于难民之中;生计艰难、生命堪忧,随时都有被清军捕杀的危险。张文金从滕茂公的口中得知徐文田医术高明、宅心仁厚,且为人仗义,内心甚为感动。于是,文金亲自携茂公于难民中寻找徐文田。那一日,文金二人在沿河码头寻了一个遍均未找到文田。茂公心中忐忑,不禁为徐文田担心起来,一滴滴豆大的汗珠渗出了额头。张文金眉头紧锁,也甚为担忧与着急。当两人走到青弋江口的临江塔下,举目望去,只见江对岸沿着长江自西向东冲刷出来的一大片沙滩上,堆积着一排排竹木。原来一直向东流的长江在那里扭头向北流去,在长江转弯的巨大弯道与青弋江的入江口之间形成了一片偌大的滩涂地,从湖北、江西下来的竹木排便停靠在这里,再转运苏皖各地。久而久之这里便成了芜湖的竹木码头。放排是最为艰苦的,也是随时可能遭受身体伤害的营生,熟悉本地生活状况的张文金,立刻想到,徐文田也许就在竹木码头。当时连接青弋江两岸的是一座名为利涉桥的浮桥,它是由木船相连,船上架设木板组成。因浮桥会阻塞河道,因此,每天定时开放。此时,浮桥已经断开,张文金回头对滕茂公说,明天我们早点去青弋江南岸竹木码头看看吧。第二天,文金、茂公二人一早便赶到了竹木码头,果然看到徐文田正在与放排人在一起。茂公赶紧上前,将文田拉出人群,拽到张文金的面前。茂公简单地说了一下来意,向文田介绍了张文金。文金端详着眼前这个衣衫褴褛、面容憔悴的汉子,心中不禁唏嘘。他脱下自己的长衫披在文田的身上,三人不敢耽搁赶紧往回赶。就这样,徐文田进入张恒春,做了药号的坐堂医生。张文金为掩护徐文田,让其改名为张文田,对外声称本家兄弟。一直到多年以后,其子孙方才恢复徐姓。徐文田诊治外科疾病有独到之处,尤其擅长以毒攻毒,名声显赫。据说有一次,一名乞丐瘫倒在长街边,呻吟不止,其颈部有一对口疽,已经瘀肿青紫,众人观之皆叹息不已。徐文田闻讯,前往诊视。见此肿毒已经脓血鼓起快要破头,如若刺破疽头放出瘀血,敷药后一时难以见效。遂命人去水田抓来数只蚂蟥,将蚂蟥置于乞丐的颈部肿毒上。只见,这些蚂蟥的身体渐渐鼓起了,而乞丐颈部的脓血也逐渐排光。他又让人熬了一碗清热解毒汤让其喝下,不足半日,乞丐便如常人一般可以行走自如了。

徐文田的儿子徐云山、孙子徐吉鳌、重孙徐少鳌都继承家学,以中医外科圣手闻名,并长期为张恒春药号坐堂或挂堂。徐文田为报答文金的知遇之恩,还献出了祖上所留传的"雪酒"秘方。

滕茂公虽非药工亦无医术,但张文金爱其人才,用为张恒春药号内部主管,处理各种杂务。而滕茂公不负期望,为张恒春药号尽心竭力,服务终身。滕茂公有子名如松,天赋异禀,自幼读书过目成诵。张文金甚为喜之,嘱茂公道:孺子应让其学医,将来必成大器,可到张恒春来坐堂,并赠送其家学典籍《丸散膏丹全集》。滕如松果然不负众望,17岁便学有所成,医术不凡,在张恒春坐堂行医。因其长年刻苦学医夜读不辍以致驼背,人称"滕驼子"。他在张恒春坐堂期间,曾有几个典型医案,使之名声大振。

一次,一位张家亲属的孩子出麻疹,俗称"痧花",花收皮肤发紫,神情呆滞,是毒性将大发的危险征兆。当被送进药号时,滕医生不动声色地从一个别称"大铁牛"的铁锅中舀来汤汁给娃娃喂下,并且叮嘱家长让小孩多吃橘子,喂一些鲜藕汁。不多日,孩子便活蹦乱跳起来。此法,中医俗称"收汤浇花"。

又一日,一位中年人早上起床喉头肿痛并发热,气管、食管受到阻塞,呼吸困难、粒米难下,家人赶紧陪其前来张恒春求医。滕如松根据标本兼治的原理,开了一副秘方,病人服用后第二天就开始退热消肿,化险为夷。众多伤寒顽症经滕如松手到病除,其名声远播大江南北,成为张恒春最出名的坐堂医生之一。此后,他还协助掌门张文玉,潜心研制咳喘方,成为张恒春镇店之宝,炮制此药的"恒制半夏"技艺,成为一绝,传承至今。

项天俊,1905年在进宝街创办了吉庆堂药店,1956年公私合营。其孙项国靖,字幼馀,号"延年",被张恒春聘为坐堂中医。项国靖的中药鉴别功夫十分了得,"文革"时期,负责药号加工坊药材及炮制饮片的质量把关。在那个动荡的年代,"革命"可以冲击一切、传统被斥之为"封资修"的情况下,他坚守底线、坚持中药传统制法,严格把控质量关,表现出一个老药工的道德风范。"文革"后,他继续坐镇张恒春,直至1984年去世。其子项惠泉继承家学,医药皆通,是张恒春古法传承老药工之一。

在张恒春档案馆保存着"芜湖张恒春药号医方集抄",有手抄本和石刻印刷本,内容集中记载了张恒春长期诊治各类疑难杂症的大量病例、医案。《张恒春医方集抄》说明张恒春在制作成药、销售、批发药材的同时,十分注重医术,并将医与药紧密地结合起来。通过大量的病例、医案不断验证了张恒春药方的实际疗效,推动了张恒春成药的发展。

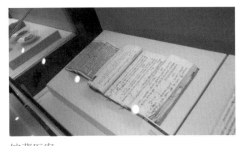
馆藏医案

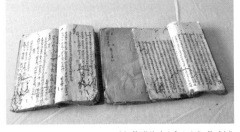
馆藏《张恒春医方集抄》

张恒春药号,前厅坐堂医生看病下方,柜台抓药,降低了普通病人治病的成本,极大地方便了病人。同时,张恒春的坐堂医生在长期和病患接触的过程中,积累了大量临床经验,提高了医术,与药师们一起研制、改良出更有效的药方。

三、医药双修学徒制

在张恒春两百多年的发展过程中,为适应扎根城镇码头、面向平民百姓的现实,一直实行医药双修学徒制度,培养医药兼备的高素质员工队伍。据《安徽文史资料选辑》记载:"张恒春历史悠久,所有职员(包括资方代理人)中绝大多数都是由历届学徒提升的,称为'本门学徒'或'内伙计';有关方面推荐来的职员,为数恒少,称为'外伙计'。"药号不同于其他手工作坊和商铺,中药店学徒要学会认识成百上千种的草药,非下一番苦功不可。药关乎人命,容不得一丝大意与差错。所以,张恒春的学徒制是传统学徒制中最为严苛、最为规范的学徒制。一直遵循首先是选徒弟,其次是授徒弟,最后是用徒弟的方式。

张恒春选拔徒弟讲究"持德守信,行为端方",注重于几个方面:一是知根知底、品行端正,故入张恒春为徒者,必须有保人推荐;二是综合素质要求高,要有基本的识字能力、勤奋好学、聪慧敏捷;三是眉清目秀、衣着端庄、眼明手快、口齿清晰。因为中医药学严谨深奥,药材品种繁多,张恒春光药材品类就有上千种,常用中药五百味,"冷僻药材"四五百种,这些中药又分成二十二大类,排列摆放在百眼柜,有参、根、皮、花、草、子、仁、果、梗藤、叶壳、禽兽、虫蚧、香冰、矿石等,须记住它们的名称、药用部位、药性、功效主治、加工形式等,非勤奋聪慧、好学之人难以掌握。药材的炮制技术复杂,工艺繁复,如无严谨、诚实、肯干之人难以胜任。药号柜台面对各种人等,衣着形象、口头表达均很重要,非口齿伶俐者难以承担。所以,张恒春的选徒都由掌门亲自把关。

张恒春招收学徒的人数,一般三四人至七八人不等,按春夏秋冬四季收进。由于张家为江苏溧水人,而溧水多有草药世家,所以张恒春招收的徒弟大多数为张家的亲戚、同乡或代理人保荐;这样既有可靠的保人,又有乡缘关系,更有家乡传统业源的基础。因此,张恒春"店员都是本门学徒出身,据统计民国初年80人中,就有50人是张家亲戚。"(1962年芜湖市工商联《张恒春国药号调查》)

张恒春的拜师仪式庄重而严格,师傅坐上座,学徒行三叩首之礼,跪献红包及投师帖。学徒给师傅及管事敬茶,师傅训话、宣布店规。张恒春对药号的师傅也有要求,即育徒弟尊祖守规,勉励徒弟清白做人、刻苦学艺。因此,张恒春的师傅们对徒弟的要求都是非常严厉,然爱之深,责之苛,严师出高徒。

进入张恒春的学徒需要在后场学习三年,优秀者方可进入前台药柜再学习三年。学徒制度十分严格,初学者需先学礼仪、奉茶接客的规矩,数月后,方能进入各部门当学徒。学徒内容包括技能、知识两个方面。技能除专业技能外还要学文习字、打算盘;知识除药典外还要学习传统医书。今天的张恒春档案馆仍然保存着一些从民间搜集回来的当年的学习资料、书籍,诸如作为教材的《医学字典》《吴氏医学》《长沙方歌》等。最引人注目的是经历了岁月的沧桑保存下来的古老印本《本草纲目》《御纂医宗金鉴》《临证指南医案》《张仲景伤寒论原文浅注》《温病条辨》等,这些泛黄破旧的纸张,带着历史的痕迹、前人的指印,无声地讲述着久远的故事。

张恒春对学徒管束很严,没有师傅师兄的允许不得随意出门,平时也只有剃头、洗澡、逢年过节才能到外面逛一下。那个年代,店铺作坊的学徒相当于免费劳动力,徒弟不仅要干各种单调、繁杂的事务,还要为师傅提供各种家务服务。而张恒春的学徒则不同,他们有津贴,进店三年的月规是一元,到年底另外发二元、一条毛巾、五十枚铜板的"压岁钱"。张恒春药号聘有勤杂人工,学徒不需要为师傅提供家务服务,徒弟可以集中时间和精力跟师傅学艺。

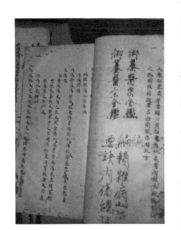

馆藏《御纂医宗金鉴》

张恒春的学徒白天除随师父学习、洒扫店堂、擦灯及零星听差。晚上7时后都要集中到厅堂内,练字、习珠算、熟读汤头歌和药性赋,不到10点以后不得休息。学徒还需要轮岗调换,掌握各部门、多方面的知识与技能。但凡学成者均成了药号有用之才,张恒春员工的90%是本门学徒,伙计、掌柜均从学徒提升而来。为了让学徒能够安心学习技艺,张恒春药号实行了师徒一体的日常生活保障制度。徒弟入门后,与员工一样伙食由药号供给。学徒和员工都可以住在店里,生病也可以在坐堂医生处看病,均由药号负担医药费。除此之外,学徒每月还有补贴,用于剃头洗澡、购买日常生活用品。

据当涂县耄耋老人李纪群回忆,其祖父在张恒春从学徒一步步升至管事,就是既懂医也精于药材;即使是后来忙于业务与管理,也不时为亲朋好友看看病。他说,当时在张恒春中曾流传着"学药不成行医后门"的说法,也就是说如果不能做药还可以去行医。正是这种严格的医药双修的学徒制

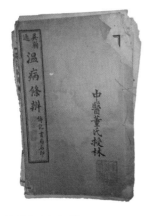

馆藏《温病条辨》

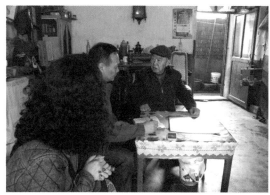
2015年采访管事后人李纪群

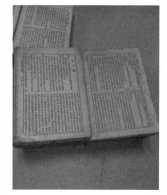
民国学徒教本

度,使张恒春的员工都锻炼出了精通药材、熟知医理的过硬本领。如已故老药工邢琨就曾跟随徐少鳌学徒,后来也在堂内坐诊。

张恒春对店内少数有能力的优秀人才,离开药号另谋发展,也给予了充分的理解,并在离店后还多有帮助和关照,芜湖及周边部分药号店主如大昌张衡甫、恒裕泰戴笠渔、长春和葛国仁等,均是从张恒春药号走出来的,其业务、货源、资金周转、药材加工等都曾得到过张恒春照应,业内皆知张恒春惜才敬才之名。张恒春不仅为自己培养了一支优秀的中医药人才队伍,也为芜湖乃至周边的中医药行业输送了一批人才。

张恒春学徒制度的传统一直延续到国营企业的体制之中,为后来企业人才培养延续了香火。1970年进入张恒春学徒的许才麟,勤奋好学,在张恒春工作了40多年,从后场到柜台,先后受教于张恒春的老员工范尊怀、戴成柏,掌握了一整套传统中药炮制技艺和丰富的中医药学知识。据他回忆说:学徒时,师傅要求十分严格。在基本功上,必须做到"三圆",即筛子要筛得圆,丸药要泛得圆,膏药要摊得圆。柜台学徒要背诵汤头歌,同时必须熟记"十八反""十九畏"和妊娠禁忌等。从学徒开始,就强调药柜当班在为病人配药时,对有违禁忌的配方,拒绝配药,为医生和病人把住最后一道关。他在20世纪七八十年代曾在上海中医学院函授学习,其扎实的中医药古文基础深得时任院长的赏识。

据1962年由芜湖市工商联史料小组完成的《张恒春国药号调查》记载:有因"医生粗心,开错了药量,病人持方配药,售货人发现其中某种药分量欠妥,立即告诉病人,这味药分量书写不清楚,请问明医生再配,这样医生就知道开错了,加以改正。"正是由于张恒春药号的员工普遍具有医药兼修的素质,从而

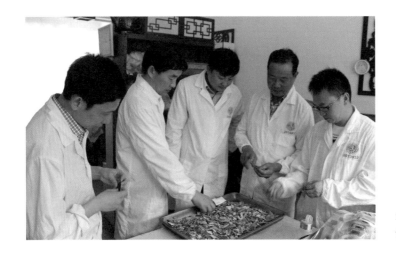

老药工许才麟带徒
识药

既为医患双方把住了药方质量的最后一道关,又保证了张恒春药号的信誉。

20世纪80年代,来自东北通化葡萄酒厂的王伟杰以对中医药文化的敬畏之心,师从张恒春第六代传人张泰埙,潜心修为,终于成了张恒春的代表性传人。

五千年中医药发展的历史,充满了人类对大自然的敬畏,以及因敬畏而来的一丝不苟、严谨精细的工匠精神。这种虔诚的工匠精神渗透到了张恒春学徒制度之中,深刻地影响了张恒春历代学徒们的一生,培养了一支医药兼备、本领过硬的既为大夫又是药师的人才队伍。不仅让他们可以在变幻莫测的大千世界里安身立命,也能够更好地为社会、为病患服务。

一种文化能够经久不衰,源自于她的薪火不息、代代传承。五千年的中华文明能够源远流长、绵绵不绝,正是在于她的根深叶茂、血脉相传,即使在异族入主中原之后,仍然自觉或不自觉地汇聚、同化、融合,延续与传承着中华文明。因此,构成中华悠久文明的多种文化元素都渗透了这种自觉传承的基因,并且形成了一系列文化传承的措施与途径。张恒春中医药文化得以传承,除了张氏家族薪火相传的自觉外,还体现在它广纳社会人才、知人善任和注重师徒传承、培养人才两个方面。

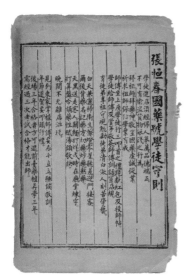

民国初年(1912)《张恒春国药号学徒守则》

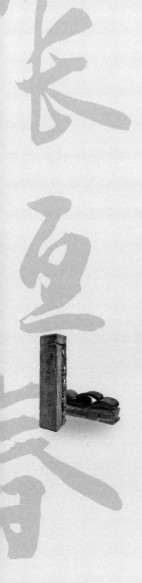

第五章

富福同享　上善若水

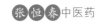
相传,孔子年轻时曾去求教老子为人处世之道。老子将孔子领到黄河边,指着滔滔黄河,对孔子说:"汝何不学水之大德欤?"孔子问:"水有何德?"老子说:"上善若水:水善利万物而不争,处众人之所恶,此乃谦下之德也;故江海所以能为百谷王者,以其善下之,则能为百谷王。天下莫柔弱于水,而攻坚强者莫之能胜,此乃柔德也;故柔之胜刚,弱之胜强坚。因其无有,故能入于无间,由此可知不言之教、无为之益也。"孔子闻言,恍然大悟道:"先生此言,使我顿开茅塞也:众人处上,水独处下;众人处易,水独处险;众人处洁,水独处秽。所处尽人之所恶,夫谁与之争乎? 此所以为上善也。"具有深厚中华传统文化修养的张恒春历代传人深知这其中的道理,他们崇尚慈善、仁德,不争浮名、不谋暴利。如清水涤污、犹溪流润物,以仁义之术润泽苍生,以共享之利惠及众人。

张恒春历代传人尊重传统而不拘泥于传统,勇于探索、勇于接受新生事物,在内部经营管理体制上进行了前无古人的创新,先后创立了"公和兴""管事制",实行了具有自身特点的账房制度,形成了张恒春独特的经营管理模式,成为张恒春药号长盛不衰的原因之一。

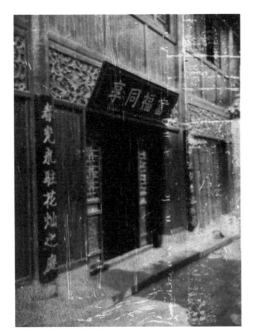

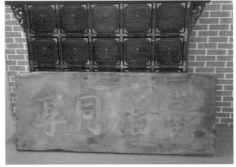

张恒春老号匾额"富福同享"

(第)(一)(节)
开天辟地 "公和兴"

19世纪末,张恒春药号面临着掌门文玉突遭不幸的变故,一贯潜心礼佛、淡泊名利的张文彬不得不走到前台。长期不理店事的张文彬,突然面临正处于全面发展时期的张恒春,一时似乎有些措手不及。但他很快调整了自己的心态和情绪,他深知父兄创业之艰难,张恒春药号在自己的手里必须坚持下去。在经营管理的大政方针方面,张文彬延续了兄长的一系列做法,同时,他也在思考如何能够有所突破。

与社会各界有着广泛交往、深得佛家文化熏陶的张文彬,将"舍得"作为自己的座右铭,他相信唯有"舍"方有"得"。他直觉地意识到"财散人聚""富福同享"的道理,在药号中大胆地采用了类似现代股份制,设立了内部员工搭股子的子公司"公和兴",自主经营、利益共享,进行多元化经营。据1983年由政协安徽省委编辑出版的《安徽文史资料选辑(经济史料)》记载,张恒春药号"远在光绪二十四年(1898),资方在企业内另设一小批发店,名叫'公和兴',作为职工经营的组织,获利归己"。

关于公和兴的设立也有一段趣话。据说,一日柜台上来了一位衣着光鲜、举止大方的顾客,从口袋里取出一张纸条递给柜台上的店员,店员接过一看,先是一喜后是一忧。喜是因为顾客购买的都是高档滋补性药材,数量多,利润大;忧则因为这笔大单里有很多鹿制药材及饮片,而张恒春药号的鹿制品几乎没有,尤其是全鹿丸从来没有制作销售过。店员便请这位顾客在店堂坐下喝茶,自己去后面请来了掌门张文彬。文彬亲自接待了这位顾客,向他解释了自家药号绝大多数中药都可以配齐,唯有鹿茸、全鹿丸等鹿制品种能否到别家药号配取。来客闻言后脸露不屑:"如此大的药号居然没有全鹿丸,算了吧,我去别处看看。"遂离开了张恒春。原来,文彬之父张明禄名讳"鸣鹿",鸣鹿公曾有遗训:《诗》云呦呦鹿鸣,食野之苹;呦呦鹿鸣,食野之蒿;呦呦鹿鸣,食野之芩。

我自幼易名鸣鹿,以鹿之驰于莽野,不以艾蒿之粗糙,不以萍叶之低贱;唯行大德,自持友善,乃有今日之张恒春。张家后人世世代代不许参与宰杀活鹿。因此,禁杀活鹿乃是张氏家族礼法,不得违背。鹿茸和全鹿丸是中医滋补品中的畅销货,凡是药号必备。可张恒春药号采购的鹿茸、全鹿丸数量有限,尤其是深受欢迎的全鹿丸,因自家不能加工生产,很难保证柜台供应的需要。因此,出现了上述情况。

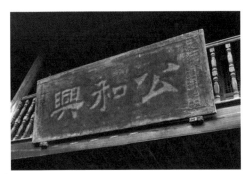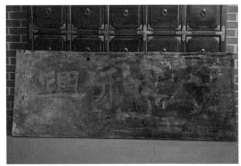

"公和兴"匾额

是日晚饭后,文彬想着白天柜面上遇到的情况心中甚为烦忧。如此情况的发生,对张恒春"有求必应"的声誉是一次非常严重的打击,如何才能避免此后类似情况的发生呢?于是,文彬召集了老三房的代表在一起商量。张敬之为张文金二子,因其年轻有为、聪明睿智,文金殁后,便由敬之代表老大房参与药号的经营管理。敬之听闻白日之事,一直在思考对策,如何既能不违祖训,又可保证药号的供应与发展。视野开阔、受到西方新思潮影响的他心中有了一个全新的想法。于是,他向叔叔们建言,可否在张恒春内"搭股子"开店,名"公和兴",取大公无私、和衷共济、兴旺昌隆之意。其资金由店员共同出,从管事到满师一年的学徒都可参一股,暂时出不起股金的,可在"公和兴"预支,年底分配盈余时扣还并支付利息,店内盈亏由大家共担共享。接着,张敬之分析了设立公和兴的四大好处:

一是由"公和兴"的人代为宰杀活鹿,制作和出售由张恒春的秘方配制的恒制鹿茸生精丹、鹿茸粉、鹿茸雪酒、青毛茸、鹿冲片、鹿胎膏、全鹿丸等热销货。从此,这批高档药品的利润不再外流,也遵循了爷爷鸣鹿公的礼法和忌讳。

二是张恒春以往炮制的药酒，药号再三禁令，总制止不住少数店员在炮制时私喝。如今由"公和兴"购酒炮制出售，利关众人，遍地是眼，互为监督，一纸禁令就会成为真禁令。

三是张恒春的事业作为千秋大业，所售药品必须货真质高价实，非如此难以维持张恒春药号百年不败之声誉。而进货人和制药人偶有走眼失手之时，采购或制作的次货次药，毕竟有功效，弃之可惜，可由"公和兴"公开声明，廉价出售，如此既不至于浪费，也可供贫寒之家使用。

四是"公和兴"可以增加大家的收入，形成利益均沾、风险共担的利益共同体，从而有利于药号上下同心同德。如此，张恒春何患不发达。张文彬听侄儿的一番分析，与自己一贯主张的"福富同享"的理念不谋而合，而其他叔父听此分析，视野豁然大开，一致同意设立"公和兴"。于是，1898年张恒春药号的"公和兴"正式开办。

此时，药号各类滋补药品的研发、生产开始规模化，各项事业蒸蒸日上。设立公和兴以后，以鹿做原料的高档补药都交由其采办、配制、生产，进一步丰富了张恒春滋补药品的品类与数量。张恒春每年都要派人到关东地区购进一批活鹿，精心饲养数月，照例于每年的农历二月间由公和兴职工抬到三皇宫内宰杀，并制作成药应市。自此之后，张恒春秘制鹿类滋补品的品种不断增加，如鹿茸生精丹、鹿茸粉、鹿茸酒、青毛茸、鹿冲片、鹿胎膏、全鹿丸、虎鹿阿龟胶等，都成为市场的热销货。这些鹿制品不仅满足了顾客的购买需求，也遵循了鸣鹿公的礼法和忌讳，妥善地解决了祖训礼法与药号经营之间的矛盾。

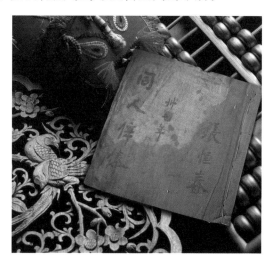

张恒春老号《同人薪俸》

"公和兴"是现代股份制的萌芽,就当时历史条件而言,已相当超前了。同时,它也是张恒春"富福同享"理念的体现。据考证,公和兴的启动资金,是由张恒春药号出资一部分,职工集资一部分。起初每人3元,后随着业务范围的扩大,增加到5至10元,到了民国元年(1912)上升至每人100元。从药号满师后一年的学徒到管事,均可参股。如果暂时出不起股金的,准许在公和兴预支,计付利息,年底分配盈余时再扣还。总之,这个合股店是由职工共同集资、自主经营、自负盈亏、自行分配盈余。根据解放前的一本红账记载,由公和兴代办的货款,每年在二三千两白银,1929年折合银圆为4 036元;1930年为964元;1931年为3 960元;1932年为3 516元。上述款额,都是经由张恒春直接拨付的部分,各庄代办、直接采购等不在此内。它占药号营业总额的比重并不大,仅相当于一般小户,但它的作用很重要,因为此举提高了员工福利,激励了他们的参与意识,初步形成了富福同享的"土壤"。据曾管理财务的老药师王礼卿回忆:"1928年以后,本人工资每年120元,但'公和兴'每年的盈余却可分130元,最多时曾分到过200元。"可见,公和兴的分红利润曾是张恒春员工的重要收入来源。公和兴实行"集资参股"和"按股分红"的方式,使所有参股的员工有了主人翁意识,从以前只替东家打工的"打工者"摇身一变成了"股东",有了身份,有了地位,有了发言权,更多了一份收入,自然而然,也就加强了张恒春内部的凝聚力,对张恒春经营管理的稳定起到了促进作用。

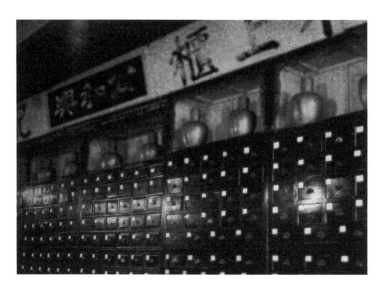

公和兴柜台

公和兴是张恒春充分适应市场变化、实行多元化经营的主要平台。当历史进入19世纪末的时候,中国广大的地区自然经济开始解体,资本主义的市场已经将中国社会尤其是中东部地区的经济裹挟其中,流通已经成为物资商品化、市场化的主要手段。张恒春药号在"深购远销"的过程中,敏锐地观察到这一点。他们在奔赴各地采购或销售药材的同时,也开始顺带采购或销售本地需要的其他商品。这些商品,张恒春药号无法直接经营,于是,公和兴便承担起这一作用。

当时,张恒春从申庄、汉庄、杭庄等处办货时,都会顺便购买一些当地土特产或"小货"如爆竹、纸伞、水烟袋、广东竹布、丝绸、紫砂壶等,开始只是为了药号或职工自用。有了公和兴之后,顺带采购的品种、数量也就随之增多,由公和兴来经销。公和兴的经营远较张恒春药号的范围广而杂,除上述各种当地需要的百货日杂商品外,凡不在张恒春药号营业范围内的药材、部分西药、西洋参等也均由公和兴经营,独立核算,自负盈亏。这包括几类:一类是药酒。张恒春制作的药酒损耗较大,自公和兴成立后,张恒春的药酒交由公和兴自行购酒并炮制出售,大大减少了损耗。一类是药材中的"大路货",张恒春不能批售,便交给公和兴批发。还有一类就是丸散、膏丹中的"副牌货",张恒春为维护老招牌的声誉,不方便经营,还有些普通西药、西洋参等"进口货"等,也都交由公和兴打理。

创办公和兴既体现了张恒春勇于创新和尝试新的经营方式,也蕴含着过人的智慧。张恒春的先辈们不是盲目地、草率地去赌去冲,去拼上身家性命似的将资本全部压上;而是非常睿智地、在维护药号传统信誉的基础上,另辟蹊径,创立了"公和兴"同人合股店作为老店的有益补充,辅助开展业务,新、老店

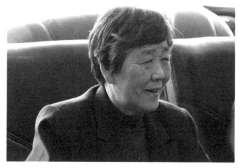

老药工史达美

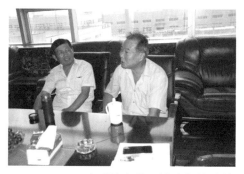

2015年采访老药工彭可建、许才麟

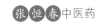

强强联手,为整体发展服务。如此,成功了公私双赢,药号发展如虎添翼;如果不成功,因投入小、资方托底,普通员工没有什么损失,对整个药号影响不大。

公和兴一直存在了四十年。1937年12月初,芜湖遭日寇军机的狂轰滥炸,张恒春药号部分被毁,损失巨大。第二年,"公和兴"取消,改为实行"抽厘制",又称"拆厘制"。抽厘制借鉴了清王朝晚期因赋税不足,为弥补财政的亏空实行的一种制度,实际上是一种分红制。据1962年《张恒春国药号调查》中描述,"这种'抽厘制'实际上也是一种分红制的形式,它的办法是在企业每天营业额中,抽出参燕批发款12%,丸散饮片货款30%的金额,按照职工、资方和资方代理人三方面分配,分配比例是职工50%,资方和代理人各为25%。归职工分配的部分,是按照工人底薪的工资总额去除分配款数,得出底薪每一元应分的数字后,再与各人的底薪相乘,这就是每一职工所得的抽厘份额。资方应分的部分,是按三房平均分配"。抽厘制最初15天分配一次,后为10天分配一次,到了1948年改为5天一分配,以应付通货膨胀、物价波动的局面,保障职工生活。

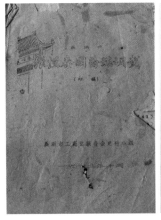

《张恒春国药号调查》记载的"抽厘制"

由此可见,抽厘制是在"公和兴"撤销后,张恒春药号按照营业额进行的内部分红,员工不入股也可以享有。这是一种全新的分红制度,它将药号内部每一个人的工作与药号的收益挂钩,与自己的报酬挂钩,形成了药号与员工的利益共同体关系,从而激发员工的工作积极性。"公和兴"和"抽厘制"的设立既大大增加了员工的收入,提高药号收益,也是张恒春"富福同享"价值理念的重要体现。

第二节
首创先河　"管事制"

芜湖张恒春药号在张文金、张文玉、张文彬兄弟三人半个多世纪的披肝沥胆、潜心经营的过程中,快速地成长壮大,成为江城芜湖首屈一指的国药字号。纵观张恒春药号的百余年历史,不难发现张恒春之所以能够代代相传、薪火不灭,关键在于张恒春独特的内部管理体制与灵活而高效的经营机制。这就是:"三房共管"原则和"兄终弟及""能者居之,长者领衔,管事经营"的制度。

中国两千多年的封建社会实行的继承制是嫡长子继承,其他儿子析产分家独立。张恒春药号的第一代传人张明禄深知,如果按传统继承,张恒春药号只能维持在护驾墩而难以发展,即使有所发展最终也因不断分家析产而萎缩。为了确保张恒春药号的不断发展,张明禄提出了"三房共管"的原则。他深知恒产者必有恒心,恒心者不得分心,故张恒春药号不能分家。同时,家业"公平分享"也是十分重要的。故"三子长幼各为一房,不论人丁多寡均按房系计算,除芜湖张恒春老号为三房公有,共同经营外,每房只能开一只无字无记的张恒春药号招牌,其余分支点不得袭用。"这便是张恒春的"老三房"。

依据这一原则,芜湖张恒春药号为三房共有、张文金主理,加上当涂的护驾墩,以及后来的丹阳镇、镇南关口,共有四块"张恒春"招牌的药号。随着张恒春在芜湖兴旺发达,各房陆续在皖省各地开设了十余家分号,如芜湖城内的"张利生"、合肥和巢湖柘皋的"春和义"、宣城的"裕康"、薛镇的"张涵春"等。据1962年《张恒春国药号调查》记载:"这些企业分别归各房所有,在业务上绝大部分是向芜湖张恒春进货,货款年终结算,货价一度曾有九折优待。这实际上形成了以芜湖张恒春总号为主的母子店。"

"三房共管"的原则在具体实行过程中,也遇到了实际问题,即"三房共管"谁为主?起初,由创设人张文金主理芜湖张恒春药号均无异议,文金之后,谁主理便成了问题。为此,以"存心于仁"为理念的张氏家族采取了"兄终弟及,

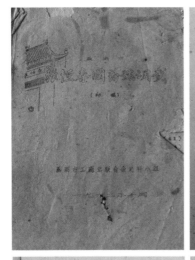

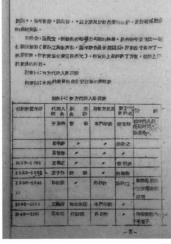

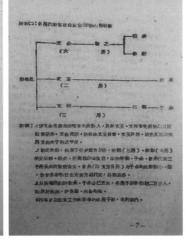

《张恒春国药号调查》记载的"管事制"与"三房共管"

父亡子续"的方法妥善地解决了这个"三房共管"的继承问题。张恒春药号的第二代以后基本上就是遵循了这个原则,避免了内部的纠纷与争议。

到了第二代以后,芜湖张恒春药号的内部经营管理制度得到了进一步的完善,由"三房共管""兄终弟及,父亡子续",丰富为"能者居之,长者领衔,管事经营",最终形成了张恒春药号独具特色、极具价值的家族企业内部管理体制。

对于家族企业来说,创业虽然艰难,但其时,家族成员单纯、目标明确,利益需求不高,大家齐心合力,所以,能够披荆斩棘、摧坚拔锐,获取成功。当家族企业处于兴盛发达之后,各种内部的矛盾、各自不同的利益诉求便出现了。更为可怕的是,家族企业的后代,没有了前人艰苦生活的体验,也没有前人奋发向上的锐志,家族企业的危机便来临了。作为家族企业的张恒春药号也同样面临着各种各样的问题,诸如三房子孙逐渐增多、各房之间利益诉求多有不同。加之,清朝末年乱世纷争、危机四伏,严重的社会压力也让张恒春的掌门疲于应付。各房家长既要处理各自房内事务,又要参与老号经营管理,似乎力有不逮、心有不足。

1908年,文金次子、谱名光祖的张敬之继任掌门。张文金病殁以后,根据"三房共管"的原则,敬之作为老大房的次子参与了药号的经营管理。在相当长的时间里,他追随两位叔父参与药号经营,耳濡目染、不断成熟。他不仅精通中医药学,技术过硬,而且,长年走南闯北练就了他一副勇于担当的臂膀、善于思考的大脑和开阔的视野。面对国势衰微、经济困厄、列强强势掠夺的外部恶劣环境,和家族内部利益纷争复杂之势,他上任伊始,便在药号实行了一种新的经营管理制度——"管事制"。

管事制年代表	
1890—1908年	王东海
1908年—	陈书庭、葛智扬
1909—1922年	王善之
1923—1938年	王子勤
1938—1945年	谢树德
1946—1955年	王礼卿
1949—1955年	葛华珊

管事制年代表

管事制由资方代表与资方代理人构成。资方代表由张家三房各推一人组成,是张恒春药号的最高管理机构,相当于管理中枢。凡涉及药号的财务、人事、利润分配、各房支款、债务处理、职工工资福利的事务、规定和收进学徒、雇工等事宜,均由资方代表会商决定。三房代表中推选一位年长、辈分高的担任经理,对外代表药号,对内解决主要问题,其余二人辅助。

资方代理人即"管事",由资方代表聘任,主要负责药号业务经营方面的事务,类似于当代的"职业经理人"。王东海是张恒春第一任管事。管事,有着与资方同乡之缘或子承父业的传统。和张恒春传承人谱系一样,历代管事也有传承,张敬之掌门时先后启用了王东海、陈书庭、葛智扬、王善之等人。张伯炎时仍是王善之,张裕卿时是王子勤,张健卿时依次是谢树德、王礼卿、葛华珊,一直到解放后公私合营。据文献记载:"王子勤原来是张家开设的张利生药号学徒出身,他的父亲王善之是本店经理,王子勤调张恒春总号时,开始是一般职工,后来当账房,其父死后,就提升为总号经理。"管事,除谢树德和葛华珊外基本上从"本门学徒"中提拔。

这种新的"三房共管、资方代表与管事"制度,自1919年起,从伯炎、裕卿、健卿开始,到1925年已基本形成,一直保留到解放后。

管事制实施以后,使三房代表摆脱了繁杂的事务,能够较为超脱、宏观、全面地处理张恒春药号的经营与发展问题,也可以较为妥善地协调与处理家族利益与各房利益之间的关系。因此,在资方代表和代理人的默契配合下,张恒春稳固发展,声望日彰。据一位老职工回忆,"到1923年,药号资本估计已经达到了30万两白银"。到"1930年时,规模又进一步扩大,职工增至八十多人,成为南方国药业的'巨擘',与北京同仁堂、杭州胡庆余堂、汉口叶开泰并驾齐驱,是当时国内有名的大药号之一,达到了张恒春发展史上的顶点。"(1962年《张恒春国药号调查》)

张恒春药号"三房共管""兄终弟及,父亡子续""能者居之,长者领衔,管事经营"的内部管理体制的衍变,体现了张氏家族的经营智慧,具有一定的现实意义。

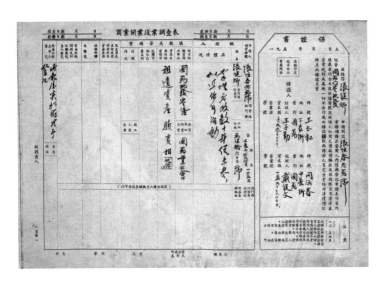

1950年张恒春药号调查表

　　持续实行了近五十年的管事制,虽然具有资本与经营相对分离的新型经营管理制度的雏形,有着缓解家族企业内部矛盾的作用,是张恒春药号在两百年历史中对经营管理制度的一次创新。但是,现代企业职业经理人是建立在一整套完善而规范的企业管理制度和流程基础上的用人制度,它是以所有权、法人财产权明晰,经营目标清楚,监督、考核体系完善,责权利统一作为实施基础的。而传统的家族企业张恒春既不可能具备这样的现代企业管理体系,也没有完善的对管事进行规范性、程序性考核的目标与程序。管事的聘用完全是以个人的情感、家族成员的好恶来决定,更没有对管事经营过程中的经济目标给予明确的设定并与个人的利益挂钩。因此,管事制是一个局限性很大的企业经营管理制度。

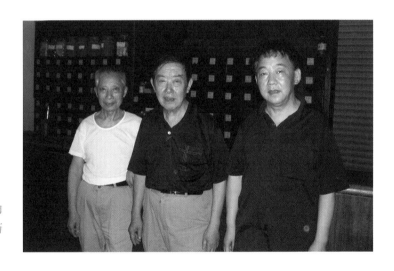

张恒春管事后人即今当涂护河镇老药店的药师

第三节

薪金福利　润物无声

　　张恒春自始祖开始就确立了创百年老号的远大目标,而一个企业要成为活力长存的常青藤,必须让它的员工具有归属感与使命感。根据美国著名心

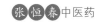

理学家马斯洛的研究,人的需求分为生理需求、安全需求、社交需求(爱与归属的需求)、尊重需求和自我实现需求五类,依次由较低层次到较高层次。而生理需求是其他需求的基础,一个人在饥饿时不会对其他任何事物感兴趣,他的主要动力是得到食物。如果员工还在为生理需求而忙碌时,他们所真正关心的问题就与他们所做的工作无关。这个理论已经为今天的管理者所接受并遵循。然而,早在一百多年前的张恒春药号的掌门人,就已经认识到这个道理。他们基于"福富同享"的价值观,建立了具有自身特点的薪酬福利体系,非常全面地包含了现代人力管理理论中的薪酬制度,即基本薪酬(即本薪)、奖金、津贴、福利四大模块,较为全面地满足了自家员工的多种物质、精神需求。犹如初春的喜雨,无声地浸入员工的身心,激励着员工兢兢业业地在国药杏林中深耕细作。张恒春的薪酬福利体系包括以下几个方面。

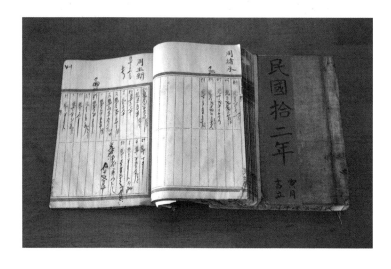

民国时期的张恒春药号账本

　　首先是基本工资(本薪)。张恒春药号实行了较为优厚的月薪制。从当时的薪资水平比较来看,张恒春的员工薪资不仅普遍高于一般商号,而且在国药同行里也是比较高的。张恒春根据药号内部工种不同、工作的难易程度以及工龄长短,细致地制定出不同的月薪标准,每月固定发放。

　　张恒春员工的月薪,采用银圆支付的方式,因年代久远,药号账册散失,具体月薪标准已无从查考。但透过零散的史料,我们仍能够发现,民国以后的工资情况大致为:民国十一年(1922年)最高工资是15元,最低2元,一般员工7元;民国十七年(1928年)曾作过一次调整,最高工资是24元。而民国早期,高

等学院的职员月薪也只是8元。另有统计,解放初期,张恒春职工的工资水平也基本呈现逐年增加的趋势。详见下表所列:

年度	最高工资	最低工资	平均工资	比上年增长比率
1949	35.00	13.00	22.70	—
1950	55.00	27.00	38.00	68%
1952	64.04	41.10	52.00	37%

其次是变相工资,包括分红、升工、月规、年规、酒钱以及其他补助等。

分红,是指张恒春1898年在店内另设"公和兴",员工根据出资金额和店内效益,分配的利润;1937年,抗日战争爆发后,"公和兴"取消,代之以"抽厘制",这就是分红制度。

升工,有些类似现代企业的全勤激励和假期奖励,药号规定员工不带家属,每年给两个月假期回家住,如果不请假回家,年终可领得十四个月工资,如有回家者按住家日数扣。这样的规定很合理,假期给得也很充足,充分地尊重了员工的个人需求。

月规,每人每月一元,用于职工和学徒洗澡、理发使用,使员工保持干净整洁的仪容,精神焕发地面对客户。

年规或称之为年终奖金或压岁钱,根据药号当年盈利状况,在每年除夕,由资方规定数额,没有一定标准,因人而异。不同的职位、工种、工作年限,金额会有所区别。如抗日战争前一般职工为5元,账房10元,厨师3元,学徒2元。

酒钱,相当于岗位津贴,是对药材加工师傅的一种酬劳。药材加工者需要较高的技艺水平和经验,工作也比较辛苦,为了稳定和激励药工师傅们,增加了这项岗位补贴。平时买药的顾客如果需要加工药材,比如丸、散、药酒等,会另外收取加工费用,加工费会分一部分给药材加工师傅,一年三节分账。战前每个丸散房的员工,一年可分得五六十元。这一做法既稳定了药工队伍,同时也激励了药号学徒刻苦学艺。

其他还有:婚丧补助,即员工结婚,可以多领一个月工钱,作为结婚补助,若员工死亡殡葬,会发给员工家人一笔丧葬费用。1937年11月,日寇占领芜湖时,张恒春药号疏散了员工,掌门携家眷避难于溧水故居,药号留守职工有赵天财者,突遭不测遇害(一说被日机炸死,一说因受伤回到溧水死去);张恒

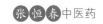

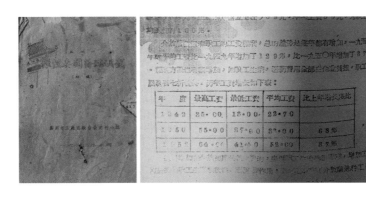

《张恒春国药号调查》记载的"（1949—1952年）工资情况表"

春除了予以安葬以外,还抚养其遗孤到成年可以自食其力为止。

再次是实物工资,它区别于货币工资,是其薪酬的补充,以实物的形式发放,相当于今天企业的员工福利。它体现了张恒春的人文关怀,使药号多了些家庭的温情。

诸如:伙食补助,员工和学徒的伙食由药号供给,1923年以前,四天吃荤菜一次,后来改为每餐每桌八人,二荤二素。

年节加菜。张恒春在全盛时期,年节里的伙食是非常丰盛的,会加很多菜犒劳员工一年的辛苦,每逢节日,每桌都有八碗荤菜。年三十和正月初五接财神,都设酒席。端午节、中秋节、重阳节还会加发时令过节食品。

四季补助。夏季三伏天炎热,员工可以领到扇子,吃西瓜降暑;端午节发豆糕,中秋节发月饼、菱角,重阳节发螃蟹,等等。

住宿福利,为员工提供住宿,学徒和员工都可以住在店里。

医药福利,员工生病,可以在坐堂医生处看病,无须支付诊金,药号负担员工的医药费,生病的员工可以在药店免费抓药治病。员工放假回乡时,药号会让其带一些时令药回乡分发。

张恒春薪酬福利体系不仅满足了员工的基本物质需求,也解决了员工的生活稳定以及免遭痛苦或疾病等的需求问题,增强了员工的归属感。同时,张恒春也注重员工的自身发展的需求,进而满足员工的社会尊重与自我实现的价值需求。这主要体现在张恒春的培训和晋升机制。

张恒春独有的培训和晋升机制,体现了张恒春福利体系中的精神内涵。张恒春通过长久的付出和投入大量的心血,为店内员工包括家族从业子弟提供了能力提高、学识增长、职位晋升、社会地位提高的各种可能。据张泰簏回忆:"后辈子孙,如愿从事药艺,除在自己房属子店供职外,亦有外出任其他店号学徒:如大房张启鼎据在上海义春药行学徒,启龙在南京张泰和药店学徒,泰壎、泰宽二人同在南京王太和生药店学徒,泰墀在上海慎昌药行学徒。"

首先是培训学习制度。每一位学徒进店后,会安排师傅带,可以学习非常多的知识。读书识字,打算盘,学习药名、药性、价格、洗药、晒药、刀功、研药末、包药包、熬胶、配制丸散膏丹,研习医术。这些知识技能,在其他商号当学徒是无法学习到的,特别是寻常老百姓家的孩子,很难接触到,所以上进的孩子进了张恒春,都十分珍惜,勤勉刻苦,家境贫寒的孩子通过努力也能改变自己和家庭的命运。

其次是晋升制度。张恒春的伙计、掌柜多从学徒提拔来,店内实行优胜劣汰,优秀的学徒可以升为伙计、掌柜或者坐堂医生,不称职的则予以淘汰。在张恒春,能从社会和经济地位比较低的学徒慢慢地发展成为伙计、掌柜、医生,社会地位和收入都能有较大的提高。这种制度有助于打破局部的社会阶层固化,充分调动了员工的积极性,最大限度地使合适的人能在合适的岗位工作,发挥特长优势;同时,也增强了张恒春药号的内部凝聚力。在张恒春学徒中涌现出众多优秀人才,为药号发展打下坚实的基础。

抗日战争初期,在张恒春药号遭受严重损失、面临倒闭的危机之时,帮助张恒春起死回生的掌门谢树德就是从张恒春药号学徒中逐渐成长起来的。谢树德16岁入张恒春学徒,从后坊的中药材鉴别、药性、用途,一直到药材的炮制都进行了全面的学习。在长期艰苦的磨砺之后,谢树德具备了高超的药材鉴别水平,张恒春知人善任,委派他从事中药材的采购业务。谢树德在形成自我人格的关键时期深受张恒春中医药文化的熏陶,形成了他忠诚仁义的品格,加之其为人精明强干,在全国各地的中药材市场获得了非常好的人缘,更锻炼了他的魄力和开阔的视野。正是因为谢树德的主动斡旋和多方努力,使张恒春药号在1938年秋得以复业。复业后,谢树德出任张恒春药号经理,在张健卿的大力支持下,他一方面帮助药号实行了员工入股分红的制度即抽厘制,解决了资金短缺的问题,调动了所有员工的积极性。另一方面,在极端恶劣的外部环境中,与日伪、流氓进行巧妙而灵活的斗争,阻止了日伪对张恒春的吞并企图。在当年的白色恐怖下,身为张恒春药号经理的谢树德冒着杀头的危险,支持与帮助国共两党的抗日斗争。据谢树德儿子的回忆:抗日战争期间,国民

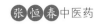
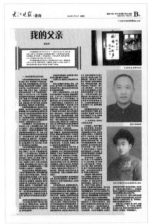
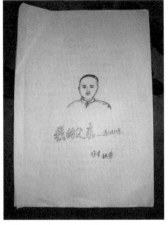

谢秋华女士的回忆录《我的父亲》

党的情报人员曾将一部电台设在谢树德住宅后堂的阁楼上,向大后方传递情报。在新四军需要药品与资金时,谢树德代表张恒春药号长期给予新四军多方面的支持。谢树德不仅具备高尚的民族大义和精干的经营管理才能,也是一个医药兼备的专业人才。在日常营业中,当坐堂医生忙不过来时,他就亲自为病人把脉、看病、开药方。可以说,谢树德是张恒春药号学徒中成长起来的杰出代表。

张恒春对于损害集体利益或不合适的人,采用了一套人性化的辞退机制。每年农历正月初五是张恒春"财神日",吃过财神酒后,照旧例,由东家召集全体员工开会,谈谈店内一年来的经营、盈亏情况,随后对出力的人称赞几句,对犯规矩的人训斥一顿。如果是个别要解雇的对象,事前由账房交给其一年的工资账单,这张"红纸条"上写清了工资支付情况和"祝高升"字样,在大会上绝不点名,既含蓄又体现了对解聘人员的充分尊重。

张恒春药号的薪酬福利体系,具体体现了它"福富同享"的价值理念和体贴入微的物质关怀,是张恒春百年老号活力长存的基本保证。

第四节

账房文化　同业互助

在浪涌般东进的资本主义生产方式的浸润下,张恒春敏锐地认识到企业的发展犹如逆水行舟不进则退。传统的经营方式已经无法应付巨变的时代,资本的力量达到了前所未有的强度。因循传统的按部就班的经营方式,势必在日益激烈的竞争中落败。如何加强日益频繁的财务管理,提高资金效益,如何运用资本信用为企业的发展服务,是摆在张恒春掌门人面前的新问题。

张恒春药号作为一家传统的家族企业,在财务管理上,实行的是账房管理制度。账房,旧时商号或有钱人家中管理银钱货物出入的处所;在账房里管理银钱货物出入的人,通常称之为账房先生。张恒春药号在初创之时便设立了账房,随着张恒春药号的快速发展,张恒春的账房制度不断地调整和改善,逐渐形成了具有自身特色的账房文化。

张恒春账房制度一直采取了中国传统的四柱结算法的会计方法。四柱结算法是我国古代重要的会计结算方法,所谓“四柱”是指旧管、新收、开除、见在四个部分,共同构成了“四柱结算法”的基本要素。“旧管”即“期初余额(或上期结存)”,“新收”即“本期增加额”,“开除”即“本期减少额”,而“见在”则为“期末余额”。四柱结算的基本公式为“旧管+新收－开除=见在”,“旧管、新收、开除、见在”就是会计核算的四大要素。古人形象地把它们比喻为支撑大厦的四根支柱,缺一而不可,故名“四柱结算法”。根据专家的研究考证,在中国唐代中期的官厅会计核算中,已有了“四柱”基本名目的运用。后唐同光三年(925年)及长兴二年(931年)沙州净土寺编制的年终会计结算账单保存了当时运用“四柱结算法”的会计核算实例。从宋代到清代,“四柱结算法”在实际运用中,已成为系统反映王朝经济活动或私家经济活动全过程的科学方法,成为中式会计方法的精髓。

从张恒春残存下来的账册中,依稀可辨其会计核算的严谨与规范,体现了

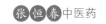

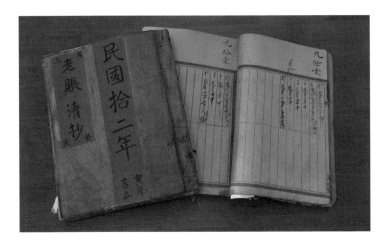

民国十二年（1923）
的张恒春药号账本

张恒春账房会计核算的水平。正是由于张恒春账房管理人员一直采取了当时较科学有效的记账结算方法，及时且准确地反映了张恒春药号的各项经营活动和财务指标，从而为张恒春掌门和管事的经营决策和运营发展提供了可靠的依据与保障。

中国民间传统的账房大多数采取的是账银不分和钱货合一的方式，即无会计、出纳之分，账、钱、货一把抓，其中的弊端不言自明。张恒春的历代掌门清楚地看到了这种账房管理可能带来的严重后果，于是建立了一套钱账分离的财务管理制度。

张恒春的内部机构根据业务不同划分了很多部门，其中涉及财务的就有两个部门，即总账房与银房。总账房是业务管理方面的主要机构，总管药号账目和批发业务，如开发票、记往来账和信件的书写，由资方代理人负责。银房是药号的金库，保管银钱、调拨存款、发放工资和经营上的资金进出，两房各设一名负责人管理。总账房相当于会计部门，负责账目的记录和财务管理工作；银房则是出纳部门，负责银钱的管理和往来。这样的设置，实行机构分离、职务分离、钱账分离、物账分离，上下牵制，左右制约，很好地规范了财务管理，防范了财务风险，充分体现了张恒春药号较为科学的财务管理制度，是对传统账房文化的发展。

钱账分离的制度设置，将现金的管理与账务的管理分开，由两个或两个以上的人员或部门来管理。钱由出纳负责，账由会计管理。如果钱有问题，会计的账就会反映出来；反之如果账有问题，出纳的钱自然就对不上，这样就很容易查出舞弊所在,这是现代企业基本的财务管理原则。张恒春药号在传统家族企业中,采取了这一具有现代企业财务管理制度的原则,防止了账房先生独大和贪污的风险,有效地保障了张恒春药号的健康运营。

传统的账房制度与现代财务管理制度的区别在于财务能否为企业经营与发展服务。传统的账房制度基本上停留在记账与核算阶段,现代财务管理制度则直接影响企业管理水平的高低,进而影响企业经济效益的好坏。在现代企业中财务管理发挥着三大功能:资金管理功能、成本控制功能、监督控制功能。

尽管由于时代的局限,张恒春无法实行现代财务管理制度,也不懂财务管理在企业经营中的功能。但它实行的钱账分离的制度,多少具备了现代财务管理制度的部分功能,诸如资金管理与监督控制等。张恒春药号的总账房由管事直接负责,资方代理人亲自监督;银房负责人也由当家人安排亲信担任,掌门监管;总账房和银房负责人的工资高于普通员工好几倍,充分说明张恒春在注重经营的同时,高度重视财务管理,把账房的管理工作放在了举足轻重的位置。

张恒春药号的账房文化,在当时的历史条件下具有积极的意义,在相当长的时间里,为张恒春迅速而稳步的发展起到了保驾护航的作用。

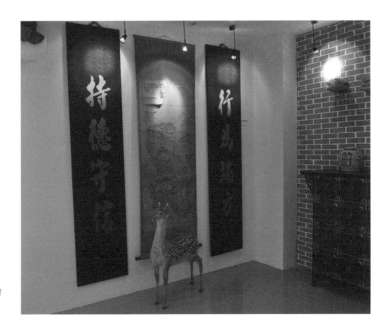

馆藏书法作品"行为端方,持德守信"

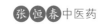

如果说张恒春的钱账分离是对传统账房制度的一个变革,那么张恒春充分利用商业信用、社会资金,实现了产业经营与资本运营结合,推动了药号的发展,则是在当时的历史条件下的一次创新。

商业的出现是人类历史上第三次大分工的产物,当农业、手工业生产有了较多的剩余,可以用来交换的时候,商业便产生了。伴随着交换、商业的出现,货币作为交换的工具也就产生了。资金是货币的统称,商业的发展离不开资金,正如古人所云"长袖善舞,多钱善贾"(《韩非子·五蠹》)。历来商人都清楚地知道"财币欲其行如流水"的道理,如果将企业比喻为人体的话,那资金就是身体中的血液。企业资金运动的特点是循环往复地流动,正是这种流动带来了利润,带来了企业的活力,带来了资金的增值。因此,中国人很早就懂得了这个原理,钱庄和典当行出现,就是让资金流动起来,以达到增值的目的。但是传统钱庄主要是通过放贷这种形式达到资金流动进而增值的目的,本质上与现代社会的资本概念是不同的。现代资本是指以资金投入为手段,通过生产或流通而获取剩余价值即利润的过程,资本运作作为现代经济发展中的一种普遍的经济行为,无处不在。

张恒春作为一家传统的家族企业,在传统社会向近代社会过渡的过程中,顺应了经济发展的历史潮流,善于接受新的观念,敢于采取新的经营方式,推动了药号的发展。

张恒春药号在迅速发展的过程中,深感资金的重要,它借鉴传统钱庄运作

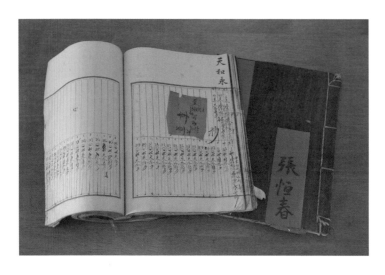

张恒春药号老账本

的方法,发挥自身强大的影响力与商业信誉,采取了吸纳社会资金和借贷的方式用于自身的发展。在当时金融市场还不是很发达、金融意识已经出现的情况下,张恒春利用自己这块金字招牌和商业信誉,吸引了当地许多大户的存款。据张恒春的老人回忆,抗战前张恒春吸收了当地大批官僚、地主和巨商的存款,存户在100家以上,如詹蕃芷、潘庄甫、胡戴之、李幼卿、徐幼辅等人每户常年存款在5 000元以上。大户的存款放在张恒春,通过药号的经营,获取了丰厚回报,成为张恒春流动资金的一条重要途径。除此之外,张恒春还通过银号和钱庄的贷款获取资金。由于张恒春强大的经营实力和一诺千金的信誉,获得了当时新兴银行和地方钱庄的有力支持。一些钱庄与张恒春结成了"庄友",钱庄的"庄友期款"是张恒春流动资金的主要来源之一。根据张恒春的一本红账,连续四年(1929至1932年)记载的存款和银行、钱庄期款,数字均超过二十万元。其中,"庄友期款"是年底结清的,存款则是可长期使用。详见下表:

年　度	庄友期款	户　数	存　款	户　数	合　计
1929	184 237元	43	171 897元	117	356 134元
1930	223 604元	29	176 369元	119	399 973元
1931	265 372元	43	178 596元	117	443 968元
1932	192 655元	37	139 284元	97	331 939元

注:有以银两计数者,表中均以每两折1.28元换算成银圆合计

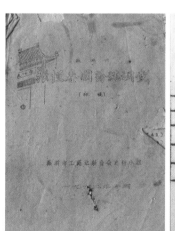

《张恒春国药号调查》记载的"1929—1932年庄友期款"

张恒春药号巨大的市场占有率和购销两旺的吸引力,使其在经营中能够最大限度借用他人资金,提高资金周转率,进货赊账和延长账期。在民国近半个世纪里,张恒春常年使用的客户存款占其资金额的五分之一,赊进货款达五分之二。当采购结束后,将所欠各"号家"的货款,由账房开列清单,再由资方对各"号家"付款的数字、时间进行安排,交由账房汇付。在采办结束后40天左右,汇付货款大数,零数通常要到三节结清,赊欠期有三四个月。这充分体现了张恒春对资金时间成本的认识,反映了张恒春财务管理中的先进性。

张恒春在拥有雄厚的资金后,并没有单纯进行货物的购销,而是逐步转向现代经营中的资本运作,它不仅要让钱流动起来,更要让钱能生钱,获取利润。为此,张恒春采取了以下措施:

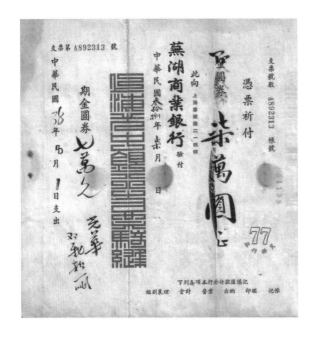

解放前的商业银行支票

一是开设分号,实行连锁经营。随着张恒春的资金集聚倍增,人才队伍不断壮大,家族枝繁叶茂,张恒春的三房选择了以芜湖为中心开设分号,各房陆续在安徽各地开设了十几家分号。芜湖的药号作为张恒春的总店,担负着集中采购、生产的职责,同时也为子店提供资金、货品支持等。遍开分号为张恒春带来信誉和更多的利润。

二是对外放款,获取利息。张恒春吸纳的社会资金,除大部分用在经营外,一部分会对外放款。由于当时金融市场不健全,资金筹措的渠道有限,很多商号急需用钱却求助无门,张恒春看准了这个缺口,把多余的资金用来对外放款,通过存贷款利息差,获取资金的增值,也帮助了急需周转的困难商户。

三是投资同业。在市场经济初步发展的历史条件下,同行之间的竞争空前残酷。张恒春在芜湖崛起之时不可避免地遭到了部分同业的挑战与打压,凭借以仁存心、"福富同享"、以诚待客、尊古创新的理念与精神,张恒春一步一步走到了同行业的领先地位。自光绪末年(1908)之后的数十年间,在芜湖地区同行业中占据了绝对优势。据统计,1937年芜湖国药店共计39家,其中苏帮占34家,而有一部分药号店主出身于张恒春学徒或伙计。如大昌张衡甫、恒裕泰戴笠渔、长春和葛国仁等,他们都曾得到过张恒春照应,业务上依赖张恒春支持,货源依靠张恒春供应。有时资金周转不灵,也依赖张恒春帮助渡过难关。为了给外地同业在采购方面取得业务上的方便,还替客户代办加工药材的工具,如冲筒、大小戥子、药刀、磨砖、玉桂锯、枳壳钳等,价格与市场相同,以免去客户往来购买的时间,设想非常周到。由于长期以来,张恒春对同业给予的多方面的帮助,赢得了同行对其威望、德行的认可,张恒春成为皖省国药同业之首,张恒春药号管事王子勤曾出任芜湖药业公会的理事长。

正是由于张恒春良好的信誉与过硬的业务能力,一些中小同业不由自主地向它靠拢,犹如波浪起伏的大海中,小船跟着大船以求得到安全一样。在这样的情况下,张恒春对中小同业采取了投资参股即同业搭股的现代资本运营方式,一方面通过资本投入获取更多的商业利润,另一方面加强同业合作,实

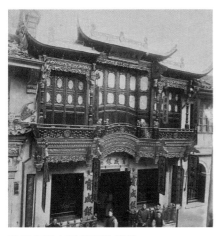

民国期间安徽芜湖的银楼

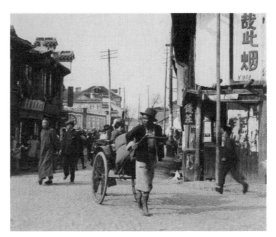

1929年的芜湖街头

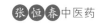

现双赢。这种经营运作方式在现代商业行为中普遍存在,如一些大企业收购或参股优质同业,实行资源整合、消减摩擦,强大自身、投资获利,获得双赢。而张恒春在那个时代便有了这样的经营意识与运作,不能不说是历史的进步、时代的创新。

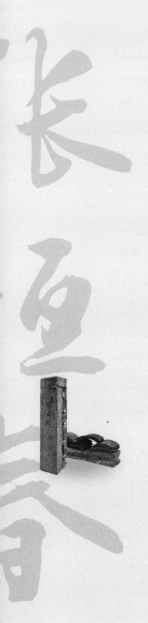

第六章

薪火相传　国药飘香

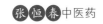

　　两百多年来，张恒春经历了中国历史上最为剧烈的社会变迁。在一个封闭的自给自足的封建王朝逐步沦为半封建半殖民地的社会里，在中华民族争取民族独立、人民解放的革命大潮中，张恒春坚守着中华文化的核心价值观存心于仁，坚持民族大义至上、慈悲为怀、诚信为本的优良传统，以开放的胸襟、开阔的视野，勇于变革、创新的精神，书写了国药近代史上的传奇。

　　1949年新中国成立，一个新时代降临在中华大地。具有强烈的时代感的张恒春人，张开双臂拥抱这个伟大的时代。在新民主主义向社会主义过渡的过程中，张恒春毫无保留地投身于这场史无前例的革命。张氏传人将自己一百多年来艰苦创业、不断进取所取得的家族企业的所有成果，包括独家秘方、验方和大批固定资产奉献给国家。从此，张恒春结束了家族企业的性质，走上了国有企业的轨道。同时，随着国药生产的机械化、工厂化，张恒春药号结束了传统的前店后坊的经营模式，后坊于1959年1月独立，更名为"国营芜湖中药厂"。

　　在计划经济时期，张恒春家族企业的遗产——张恒春药店、芜湖中药厂，为人民的健康事业和芜湖的经济建设做出了巨大贡献。即使是在"文革"十年的动乱时期，张恒春国药在东南亚经久不衰的信誉，仍然为芜湖的外贸出口做出了成绩。张恒春药号生产的传统"恒春"牌滋补膏方，尤其是20世纪中叶获得国家金奖的张恒春阿胶，一直是香港及东南亚地区的畅销货。在20世纪50年代至80年代的近30年间，张恒春170多种中成药工艺规程和质量标准，一直是安徽省制订中成药行业的工艺规程和质量标准。

　　在改革开放的大潮中，张恒春与大多数国有企业一样经历了历史的阵痛，并获得了凤凰涅槃般的重生。2000年6月，企业改制为股份制的张恒春药业有限公司。新生的张恒春药业继承了张恒春的中医药文化传统，把它作为自身前进与发展的精神动力，为祖国的国药事业的昌盛、为人民的健康事业，创造新的辉煌。

第一节
贾而好儒　知行合一

　　历史总是在曲折中发展、探索中前进的。中国的改革开放是在长期极"左"思潮的禁锢与二十多年计划经济的背景下展开的。封闭的社会环境、僵化的经济制度、严苛的思想约束，导致了经营模式的僵化、社会氛围的沉闷。改革开放就是要冲破这制度与思想的窠臼，它需要在社会的各个阶层都有一批有胆略、勇于挺身试水的改革者。在张恒春改制的过程中，作为张恒春中医药文化第七代传人的王伟杰以对国药的虔诚之心、对张恒春中医药文化的敬畏之情，承担了重振百年老号张恒春的历史重任，出任张恒春的新掌门人。

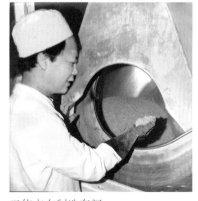

王伟杰在制造车间

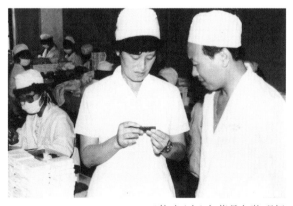

王伟杰(右)在药品包装现场

　　王伟杰，1984年毕业于吉林大学，曾就职于中国通化葡萄酒公司。20世纪80年代，王伟杰作为通化葡萄酒公司技术负责人，来到芜湖市与张恒春制药厂洽谈高档滋补药酒出口事宜。在向张恒春的老药工们请教药酒配制技艺时，他认识了张恒春第六代传承人张泰埙，两人在一起探讨滋补药酒配方、古法技艺时，张氏的渊博学识、独到见解、谦和气度，深深感染了王伟杰，从此两人结下了师徒缘分。在张泰埙倾囊相授下，王伟杰学习了中药炮制及制剂工

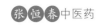
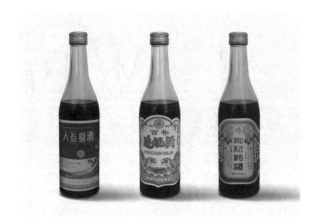

20世纪80年代张恒春系列药酒

艺,全面掌握了张恒春雪酒、鸡药、膏方等制作技艺。

　　这一期间,王伟杰在与张恒春药厂职工接触的过程中,了解到这是一个具有200多年历史的老字号企业时,从一批批质朴的老员工身上他感受到一种对张恒春历史的自豪感,在药厂弥漫的中药味道中他体味到一种浓郁的文化气息,他为这种情感与文化而震撼。然而在社会主义市场经济建设的过程中,传统国营体制下的张恒春制药厂已是步履维艰,简陋的厂房、混乱的环境,保守刻板的经营管理制度、朝不保夕的财务状况,使这家百年老字号企业失去了活力与生机。20世纪90年代末,国营企业体制改革的大潮席卷全国,张恒春制药厂也置身其中。具有历史责任感、使命感的王伟杰,出于对"张恒春"这块知名品牌的热爱和对中医药文化的由衷敬畏,响应芜湖市政府号召,于2001年成功地对张恒春制药厂进行兼并重组。尽管,彼时的张恒春生产经营仍然

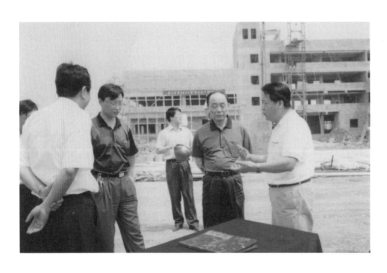

2002年新厂区施工现场

是困难重重,但他义无反顾地扎根于芜湖,扎根于中医药,将振兴、发展张恒春作为自己人生的终极事业。他深深明白,具有两百年历史的张恒春绝不能也不可能倒下,具有深厚底蕴的张恒春中医药文化是企业得以浴火重生的基因,是支持企业可持续发展的动力。

2001 年至 2006 年,王伟杰带领张恒春药业有限公司的广大员工完成了现代企业重建。为了实现现代化中药企业的需要,张恒春在芜湖经济技术开发区优美的凤鸣湖畔、蓝天秀水之间,建设了符合现代化制药要求的 GMP 标准化新厂房,并于 2003 年正式投产。2004 年,管理层实现了股权回购,从而提高了企业经营管理的主动权;同年首批通过国家 GMP 认证。2014 年通过了国家新版 GMP 认证,主要从事中成药研发、生产与销售,拥有片剂、硬胶囊、颗粒、糖浆、露剂、丸剂等七种剂型及原料药加工,共 65 个品种,其中 23 个品种列入国家最新基本药物目录。

2003 年,张恒春药业有限公司收购重组芜湖药材采购供应站,成立芜湖张恒春医药有限公司,恢复张恒春老字号的批发业务,使得张恒春在制药工业的基础上,又增添了医药商业板块。公司坐落于芜湖市海通医药物流园内,经营中药材、中药饮片、中成药、化学原料药、化学药制剂、抗生素、生化药品、生物制品、精神药品批发;二、三类医疗器械销售;预包装食品、保健食品批发;保健用品、计生用品、日用百货、化妆品销售;经营品种数千余种。

2004 年以原芜湖药材采购供应站下属的零售药店(前身为百年老店"张恒春药号"的前店)为基础,成立了芜湖张恒春大药房(连锁)有限公司,翌年通过

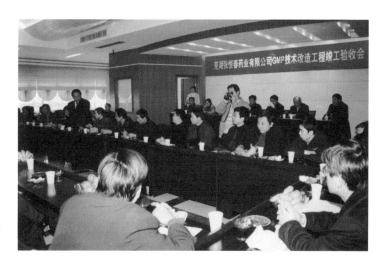

2003 年张恒春药业
GMP 技术改造工程
竣工验收会

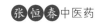

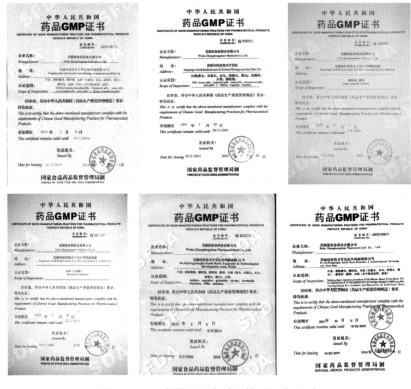

历版GMP(国家药品生产质量管理规范)证书

GSP认证。在芜湖市主城区的大街小巷中,已经开设有十余家门店,是芜湖市最负盛名的老字号药店。自此,张恒春药业有限公司完成了由传统企业向现代企业的蜕变。

在国际金融环境日趋紧张,国内医药行业竞争日趋激烈的新形势下,王伟杰清醒地认识到企业的经营与发展如逆水行舟不进则退。企业的发展离不开人,人是需要有精神去支撑的。企业犹如活的生命体,企业的文化便是企业活的灵魂。它可以给企业的员工提供一种思想理念、一种精神支撑、一种行为准则、一种心理寄托、一种心灵的慰藉、一个可供发掘的无形的文化宝库。王伟杰曾在文章中这样写道:"一个企业五年的成功可以靠机遇,十年的成功可以靠方法,长久的成功必须靠理念。正如美国著名管理学者托马斯·彼得曾说:'一个伟大的组织能够长期生存下来,最主要的条件并非结构、形式和管理技能,而是我们称之为信念的那种精神力量以及信念对组织全体成员所具有的感召力',这就是企业理念。它是企业在持续经营和长期发展过程中,继承企

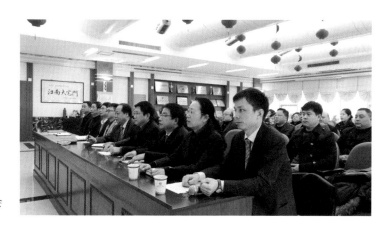

2015年集团公司大会

业优良传统,适应时代要求,由企业领导者积极倡导,全体员工自觉实践,从而形成的代表企业信念、激发企业活力、推动企业生产经营的团体精神和行为规范,一旦形成,则不易发生变化,具有相当长的延续性和结构稳定性。企业理念对中华老字号的传承与发展起到的作用举足轻重,是其兴盛成败之命运关键。"

正是基于对企业理念的高度认识,王伟杰着手领导了对张恒春中医药历史的发掘与研究工作。2006年底,他主持成立张恒春文史调研组,启动了张恒春"中华老字号"调查与保护工作。2009年,他聘请著名地方史专家姚永森深入张恒春药号祖籍所在地、发祥地、分号,实地寻访、调查,搜集了一批珍贵的文献资料,整理了大量口述、视频史料。

在这一过程中,王伟杰先后将张恒春第六代传承人张泰篪、张泰壎和老药工陶绪贤、彭可建等请到公司,开展座谈,接受指导,并向年青一代传授执业理念与传统技艺。而身为张恒春药业掌门人的王伟杰坚持在百忙之中抽出时间,谦恭地礼敬时年92岁高龄的张恒春第六代传人张泰壎,从师傅的手里接过了张恒春中医药技艺的传承重任。

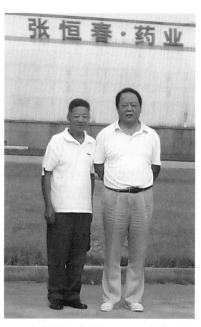

2015年师傅张泰壎(左)和王伟杰(右)合影

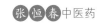

作为管理学科班出身的王伟杰,不仅在生产经营上游刃有余,而且对中华优秀传统文化尤其中医药文化保持着浓厚兴趣。在他宽敞的办公桌上,堆满了各种书籍,每天都要挤出时间读一读书,已经成为他的一种习惯,哲学思考与文化修炼是他必备的课程。

人类的历史是螺旋形发展的,历史总是在重演,只不过是在不同的层次上重演。今天是昨天的继续,明天是今天的未来。了解昨天可以告诉我们今天向何处去,从昨天的经验与挫折中可以获取我们走向未来的借鉴与动力。在张恒春药业发展的关键时期,王伟杰一方面抓企业经营发展的战略性决策,一方面领导了对两百多年历史的张恒春文化的全面梳理与研究。他清楚地知道,一个有文化、有精神的企业,才能够在波诡云谲的商海浮沉中立于不败之地。作为在波浪汹涌、暗礁林立的商海上航行的一艘大船船长,他需要为自己的船员们提供一种得以提升凝聚力的精神,他需要为自己的船员们指明奋斗的方向,张恒春的历史无疑是获取这种精神的源泉。经过长达十年的努力,王伟杰以及他所领导的同人们通过张恒春老字号两百年的历史研究,发现与总结了张恒春中医药文化这一珍贵的历史瑰宝,并将其呈现在世人的面前,这就是富福同享的价值理念、普药立世的服务理念、医药并重的执业理念、尊古创新的发展理念。2016年,张恒春中医药文化申报安徽省非物质文化遗产,并顺利入选省级非遗保护名录。王伟杰主持整理的《张恒春老字号传承技艺与百年秘方》于2017年由人民卫生出版社出版发行,他主持编审的《张恒春国药文史研究》《百年张恒春》等也相继面世。

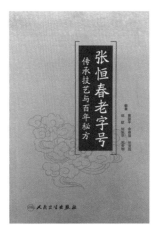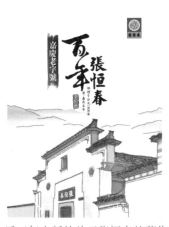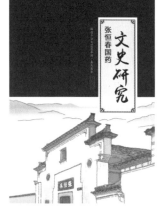

近三年出版的关于张恒春的著作

　　王伟杰不仅是张恒春中医药文化的发掘与总结者,更是张恒春中医药文化的实践者。"知行合一"是他的追求,他将中国传统文化中的优秀元素内化为自己内在的"知",通过孜孜不倦的"格物"即行动来践行内心感悟的"知"。他自觉践行张恒春"以仁存心"的理念,积极承担一个企业家的社会责任,赈灾、扶贫、济困,以慈善之心回馈大众。2009年王伟杰荣获芜湖市民政局、芜湖市慈善总会授予的"慈善之星"称号。他强化企业的诚信建设,亲自为企业中层骨干讲授张恒春诚信为本和富福同享的传统。2008年起,他主持徽商论坛,演讲《张恒春中医药文化》十余场,并现场演示古法技艺。

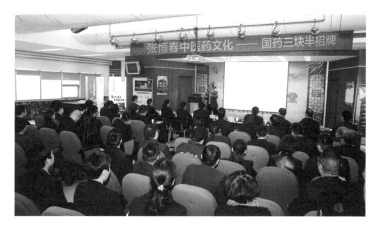

传承人传播张恒春中医药文化现场

　　王伟杰采取"请进来走出去"的方式,与张氏传人进行多方面的接触,礼贤下士、广集遗存,整理与收集了大批濒临毁灭的珍贵资料。他在张恒春药店试行坐堂医生制度,鼓励年轻员工医药兼修。由于他师承张恒春传人张泰壎,掌握并传承了张恒春独家炮制技艺,如恒制半夏饮片炮制技艺、张恒春豆腐收毒

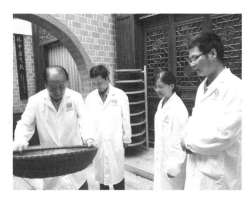

古镇店带徒授业

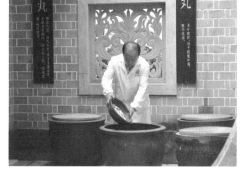

传承人技艺展示

法、"霜入"法等;掌握并传承了张恒春中成药制作技艺,如恒制半夏的独家炮制技艺、升降二丹制作、手工泛丸等技艺;传承并创新了张恒春药酒配制技艺、张恒春鸡药三因施治法、张恒春膏方制作技艺等。

多年来,王伟杰亲自收徒授艺、言传身教、不厌其烦,培养了一批传统技艺骨干。其中有三名徒弟已全面掌握了张恒春非遗中的核心技艺,成为传承发展张恒春中医药文化的新生力量。这三人各有侧重:余春苗擅长传承半夏饼技艺、手工泛丸技艺、药酒技艺、古法炮制技艺;黄丽平擅长传承药酒技艺、古法炮制技艺、张恒春老处方研究、专利保护与开发;张策主要传承张恒春老字号传统鸡药及膏方研究与配制。在他的领导下,张恒春大药房门店长期坚持中医坐堂的传统特色,并创新提出"张恒春新型工匠培养方案",将现代制药工程师与医药工匠结合,培养出更适合现代化医药行业发展所需要的创新型人才。在他的推动下,张恒春中医药文化正如"随风潜入夜"的春雨,润物于无声之中。

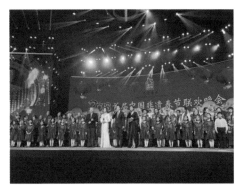
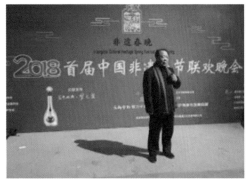

王伟杰应邀参加首届中国非遗春晚

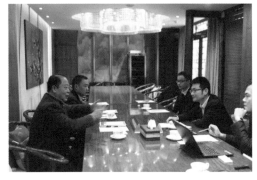
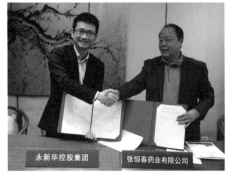

芜湖张恒春药业与永新华控股集团达成战略合作协议

　　同时,张恒春中医药文化作为非物质文化遗产,在全国范围逐渐产生了较大影响。2018年1月31日晚,"2018中国首届非遗春晚"在南京·五台山体育中心现场录制,并将登陆江苏卫视春节档。这是国内首档以非物质文化遗产为主题的春节晚会,晚会的主角是来自全国各地的国家级非物质文化遗产代表性传承人。王伟杰先生作为非物质文化遗产张恒春中医药文化的代表性传承人应邀参加晚会,并接受了江苏电视台的采访。会上,王伟杰与晚会承办方永新华控股集团董事局主席李永军进行了合作洽谈,为"张恒春中医药文化"这个非物质文化遗产走出安徽、走向全国,做出了卓有成效的努力。

第二节
匠心传承　非遗保护

　　文化,是一个民族、一个群体、一个地区永葆自身独特性的基因,是确保自身可持续发展的源泉。张恒春中医药文化不仅是张恒春药业的宝贵精神财富,也是中华文明的珍贵文化遗产的一部分。近五年来,张恒春药业以高度的文化自觉、文化自信和历史使命感,传承与弘扬张恒春中医药文化。

　　张恒春中医药文化作为安徽省的非物质文化遗产,绝不是虚无缥缈的空洞的概念,而是有着丰富的物质、行为载体。为了让人们了解张恒春的历史,从中感受它厚重的文化积淀,张恒春药业组织专人,采取了地毯式的田野调

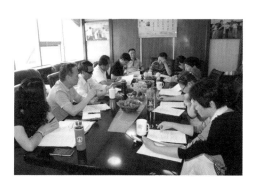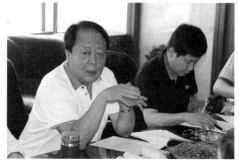

2015年张恒春非物质文化遗产传承与保护研讨会

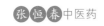
查、搜索、征集张恒春药号的遗存物件。功夫不负有心人,经过多年的努力,百年前的张恒春医案手稿、店规、中医药读本和各式各样的中药炮制工具、计量器具、老字号的残存物件,都汇集起来。在此基础上,张恒春药业决定建立张恒春文史馆。文史馆的筹建得到了芜湖市相关政府部门的高度重视,也得到了张氏后人、热心市民的大力支持与关注。

文史馆藏有清末、民国、解放初期的张恒春医案、老处方、古法炮制和制剂等52册。展馆分文献文物类、制药器具类、珍稀贵细类、名贵成药类、名人字画等陈列,时间跨度从清朝至今,长达200余年,展示了大量张恒春国药老字号的图文史料、老档案、老照片、老包装、手抄医案、老字号处方、中医药古籍、

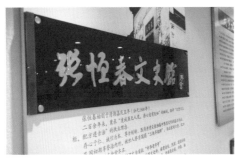
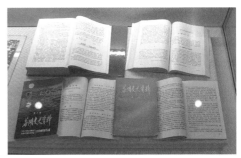
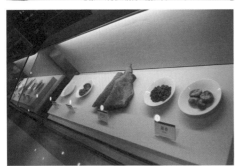
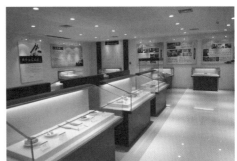

张恒春文史馆

牌匾、楹联、名人字画、家具、珍稀药材、制药器具等数百余件,藏品丰富、内容独特。文史馆通过实物、图片和文字清晰地再现了张恒春创业发展的轨迹,是中华传统医药发展的缩影,揭示了张恒春中医药文化"虔诚制药"的精髓。

2015年10月,张恒春文史馆正式对外开放,成为展示百年张恒春艰苦发展历程的窗口、弘扬张恒春中医药文化的重要载体,也成为张恒春新一代员工学习与传承张恒春企业文化的平台。当你走进这间古朴而简约的展馆,扑面

而来的是浓郁的透着中药香味的文化气息。那古旧的碾槽,无声地诉说着历史的沧桑;那被无数双手攥变了形的石杵,似乎还蕴含着先人的温度;轻轻翻开被岁月染上灰黄色的书籍,一张张青涩的青年药工的脸庞从眼前影像般闪过。如果你的情绪因为挫折而沮丧,如果你因为生活的压力而心急浮躁,请走进这里,它能够抚平你的情绪、净化你的心灵。岁月无情、人生有限,什么是有限的人生追求,也许你可以在此得到某种启迪。

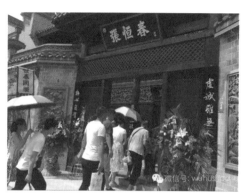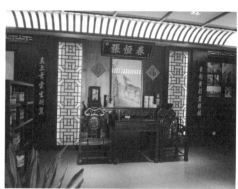

张恒春中医药文化体验馆

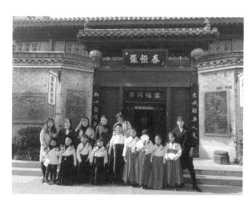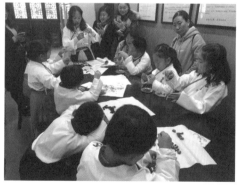

张恒春中医药文化体验馆迎来一群"小中医"

2017年,在芜湖鸠兹古镇开办了张恒春中医药文化体验馆。走进古色古香、弥漫着厚重历史氛围的体验馆,一股浓郁的中医药文化气息扑面而来,给予人们以无限的遐想和感慨。

为了打造非遗文化传承的平台,张恒春依托经省级认定的企业技术中心,组建成立了中医药研究院,下设非遗项目管理办公室,负责公司各级非物质文化遗产名录的管理维护、平台建设、学术研讨、老处方科学研究以及成果转化

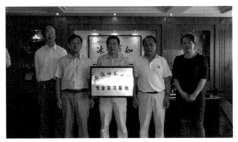
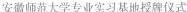
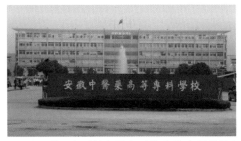

安徽师范大学专业实习基地授牌仪式　　　　　传习场所（安徽中医药高等专科学校）

等工作。在与安徽师范大学生命科学院、皖南医学院、安徽中医药高等专科学校开展教研合作的基础上，由传承人牵头，启动并建设了三处非物质文化传习场所。

2018年，张恒春的"恒制半夏"制作技艺、传统"鸡药"养生验方，先后入选区、市级非遗物质文化遗产保护名录。在省、市两级政府的指导下，张恒春致力于非遗文化的宣传与保护工作，先后开展了多场非遗主题宣传活动，并通过行业协会、医药论坛和互联网平台，传播张恒春中医药文化。

张恒春药业积极践行"存心于仁""福富同享"的传统价值观，在企业员工中广泛倡导"虔诚虽无人见，存心自有天知"的信念，严格遵循"次货不上柜，配方遵古法"的诚信原则。当企业经营状况有所好转时，积极反哺社会，积极承担社会责任，赈灾、扶贫、济困。张恒春新时代的掌门人王伟杰也入选为芜湖市慈善企业家。

中医药作为中华民族贡献给人类的宝贵财富，具有不可替代的物质与文化价值。作为数千年流传下来活态化的物质文化形态，在现代化的社会现实中，不可避免地融入了科技化、机械化的手段。这种手段只能更加提高中医药的价值，丰富它为现代社会服务的方式，而不可能也绝不应该完全替代传统的经验式的方法与手段。尤其是中药材的炮制技艺，它是数千年来无数先辈经过千百万次的实践，摸索总结出的经验，它的一些方法与手段是通过人的感官

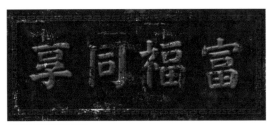
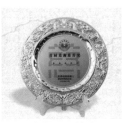
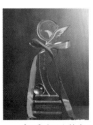

"富福同享"匾额　　　　　　　　　　慈善之星奖牌　　　　牵手之星奖杯

经验加以解决的,是机器无法替代的。诸如:道地药材的辨识、特殊饮片的制作、一些药材的炮制,必须依靠具有丰富经验和匠心独具的药工的手感、眼观、鼻嗅和独特的手工技艺来完成。

　　作为一个百年老字号的中药企业,在实现现代企业的转型过程中,清楚地知道,这种纯手工的、经验式的方法、这种虔诚的匠心精神是企业的宝贵财富,是中药特殊疗效的基本保证,决不能摒弃。由于历史的局限和自然规律,大批老药工离开了张恒春药业,很多人已经带着他们的技艺永远地逝去了。而大规模的现代化的生产方式也让年轻一代远离了传统的口传心授、手把手的师徒传承。因此,如何在广大员工中重新树立匠心精神,传承中药材的传统手工炮制技艺,成为张恒春药业的一项艰巨工程。为此,张恒春药业将健在的老药工、张氏传人请进来,开展传统技艺的演示,并拍摄录像永久保存。同时,掌门人王伟杰亲为表率、收徒授艺。张恒春药业新一代分管生产的副总经理程良成,带领一批年轻的大学生前往张氏第六代传人张泰簏、张泰壎家中求学,到张恒春大药房见习,向老药工许才麟学习传统中药材的手工炮制方法。逐步

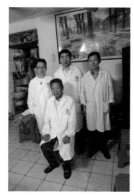
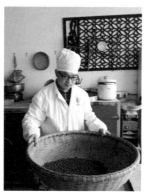
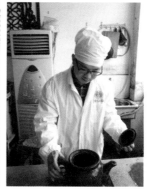

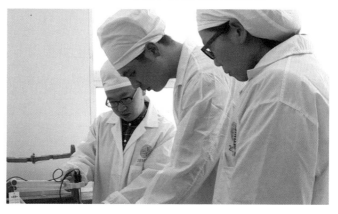

恒制半夏技艺传人程良成

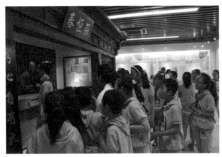
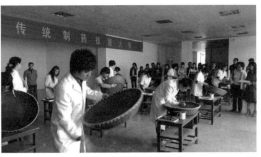

少先队员参观张恒春老字号展馆　　　　传习场所举办的传统制药技能大赛

掌握了张恒春传统中药制作技艺,诸如:中药材的真伪辨别,尤其是道地药材的辨识技巧,各类药酒的炮制加工技艺,水泛丸传统制作工艺等,成长为张恒春中医药文化的后备人才。

为了鼓励、激发青年员工学习传统中药材炮制技艺的积极性,张恒春药业开展了传统中药制作技艺大赛,不定期地对年轻员工进行考核奖励,选择优秀者给予提拔、重用,在企业内部形成了弘扬工匠精神、传承张恒春中医药文化的良好氛围。

在对张恒春中医药文化的非遗保护中,张恒春药业努力打造"既是经济实体又是文化载体"的企业形象。在芜湖市博物馆中,陈列着十里长街中张恒春老字号的部分店貌,并且不时播放着《百年张恒春国药传奇》电视片。在近20万平方米的鸠兹古镇中,张恒春老字号重现在古色古香、鳞次栉比的街巷中,轻拂去覆盖在江城记忆中的浮尘,向世人展示着百年老字号张恒春曾经的辉煌与厚重的中医药文化。

第三节

秘方逢春　群英荟萃

张恒春中医药文化是一座宝库,如何发掘、传承、利用这份遗产,为今天的社会服务,为人民的健康事业服务,为张恒春药业的腾飞保驾护航,是今天张

恒春人追求的目标。为此,张恒春设立了企业技术中心,作为企业发掘、研究
传统遗产的主要科研场所。配备了先进的检测仪器及设备,如薄层色谱扫描
仪、高效液相色谱仪、气相色谱仪、系统显微镜、紫外分光光度计、自动旋光仪、
数字熔点仪、生化培养箱、高压灭菌锅、片剂脆碎度测定仪、蒸发光散射检测
器、原子吸收分光光度计等。技术中心被认定为省级技术中心,成为较为完善
的实验和科研基地,为传统遗产的发掘利用、新药新品的研究开发、技术创新、
开展产学研结合等各项活动提供了重要的基础性保障。

　　张恒春老字号保存下来的大批传统秘方、验方,尚是一块亟待开发的处女地。技术中心集中人力、物力对张恒春老字号留存下来的药方、医案等进行抢救性发掘、研究与开发。一些尘封已久的秘方、验方开始重见天日,并经过企业的努力,走向市场,服务于今天的大众。

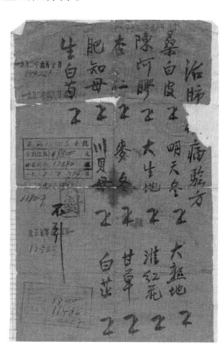

张恒春老字号治肺痨病验方

　　断血流胶囊就是张恒春药业从老处方中发掘并研究开发成中药制剂的成功范例。断血流的药用部位为唇形科风轮菜属植物灯笼草即"荫风轮"和风轮菜干燥地上部分。风轮菜始载于1406年《救荒本草》,荫风轮收载于1848年清《植物名实图考》,后被《中国药典》收录。二者兼具凉血、止血之功效,可用于治疗崩漏、尿血、鼻衄、牙龈出血、创伤出血、子宫肌瘤出血等出血症。在抗日战争时期,张恒春药号的断血流曾经大量秘密输送到抗日根据地,为救治新四军的伤员提供了很多帮助。解放后,断血流在相当长的时间里不再生产,其身影已经消失了数十年之久。张恒春药业通过详细的市场调研,数百次的药学和临床试验,并对张恒春断血流片进行剂型改革,研制了断血流胶囊。1997年,断血流胶囊通过国家卫生部审批为中药四类新药。

　　张恒春药业在对传统产品进行传承的同时,加大投入、持续研发,不断取得可喜的成果,不仅为企业赢得了市场,也为中国人民的健康事业做出了贡

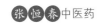

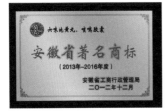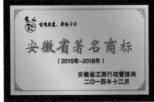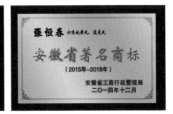

安徽省著名商标"恒春""黄山""张恒春"

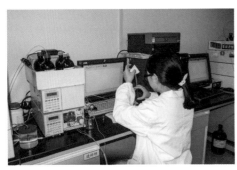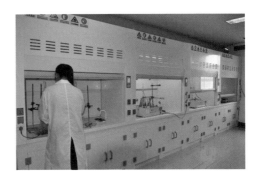

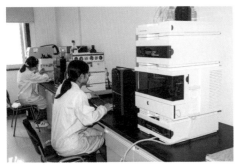

张恒春科技研发中心

献。张恒春牌六味地黄丸为2004/2005年度芜湖市质量优秀产品,以优良的品质惠及普通百姓,深受市场欢迎。

近年来,张恒春药业通过尊古创新,将传统技艺与现代技术进行科学、有机的结合,从张恒春古方中寻找新的突破,并取得了初步的成果。"治疗慢性咳喘病及咳喘急性发作的中药及其制备方法""补肾、健心脾、增加人体机能的中药及其制备方法""美容养颜饮料及其制备方法""丸剂螺旋干燥设备"等先后被授予国家发明专利,同时获得实用新型专利授权十余项,涵盖中药配方及古法技艺、制剂生产的全过程,工艺稳定,质量检测指标得以提升,临床反应良好,经济、社会效益显著。

随着党和政府对中医药事业的高度重视,广大人民群众保健意识的不断

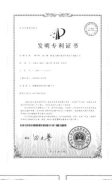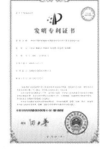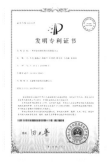

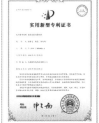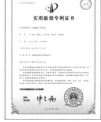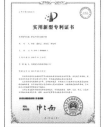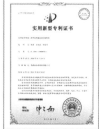

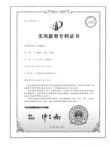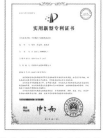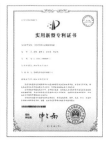

张恒春获授权的专利证书(部分)

提高,"健康中国"的国家发展战略进入了全面实施阶段,大健康产业将是新时代亟待发展的产业,张恒春迎来了腾飞的新契机。机遇与挑战总是并存的,如何牢牢抓住时代发展的契机,转变传统医疗产业发展模式,从单一救治模式转向"防—治—养"一体化防治模式,如何正确把握大健康产业与传统药品之间的关系,促进大健康产业与传统医药产业的共同发展,是张恒春在当前发展中面临的重要课题。

张恒春谋定而动、应势而发、顺势而为,抓住了这样的时代机遇,从美国聘请了跨界衍生品专家王忱玉研究员,以跨界衍生品研发、生产为思路,举办了一场"守得住经典,当得了网红"的主题沙龙活动。活动中,她指出,除了应继续发展以药品为主的医疗医药工业,还应加快发展以绿色食品、药妆、功能性日用品等为主的大健康产业,将张恒春的品牌与时尚元素相融合,打造出个性

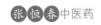

化的衍生品,以张恒春的品牌、历史文化背景,创立张恒春自己的IP,是张恒春创新发展的必由之路。目前,王研究员受聘担任芜湖张恒春医药科技开发有限公司总经理,制定了张恒春挺进大健康产业的具体目标,开启了张恒春大健康产业的一次创新。

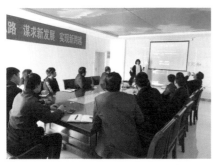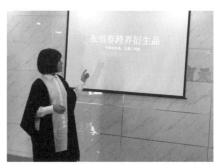

研究员王忱玉作"张恒春跨界衍生品"学术报告

张恒春药业采取了多元化举措,将健康产业与文化产业相结合,实现互联网+的发展战略,积极开发张恒春养生资源,将精致普药与生产绿色食品相结合,开创了大健康产业的新局面。2015年,张恒春药业新建了健康食品质量体系与生产车间,并通过了SC认证。从张恒春老处方中开发研制出黄精软胶囊、阿胶固体颗粒、恒春阿胶糕、恒春养生糕、红颜系列、皇菊茶等多种健康产品。其中阿胶等三个保健食品获国家发明专利,降糖宁胶囊为高新技术产品。同时针对市场年轻一代消费需求的便捷化、快餐化的特点,开发了"香囊""自发热眼罩",以及将中药滋补膏方改进成药食同源"糖果"等新品类。通过研究开发一批"跨界"衍生品和轻奢品,推出互联网大健康产品以及养生文化体验式服务等方式,全方位地引领大众的养生时尚,将食疗、养生与健康文化体验相结合,是张恒春药业正在进行的一种全新的尝试。

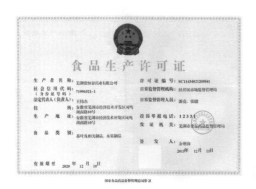

食品生产许可证

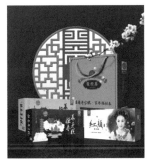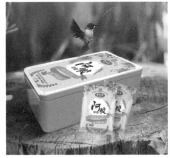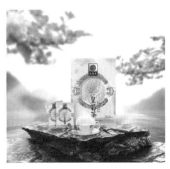

张恒春大健康食品系列:养身糕、阿胶颗粒、皇菊茶

　　为夯实大健康产业的基础,推动养生文化新时尚的形成,张恒春药业高度重视企业文化氛围的营造,培育一支兢兢业业、踏实肯干、具有良好文化素养、技艺娴熟的员工队伍。文化是将过去、现在与未来串联起来的优美乐章,它的魅力在于能够从身心、内外两方面激发起人们对美好生活的追求与向往。现代社会工作节奏、生活节奏加快,对物质欲望的追求膨胀,于是,心的浮躁、身的疲惫困扰着在物欲横流的世界里奔跑不息的人们。在这样的环境下,当散发着深邃而浓郁的张恒春中医药文化气息,从历史的深处飘溢而来时,犹如旷野中传来的悠远钟声,震慑着浮躁的心灵,让杂乱的脚步得以与心同步。张恒春努力地营造这样的文化氛围,引导一群群朝气蓬勃的青年静下心来、扎根于中医药文化的园地,去学习、探索、发掘、研究、传承中华国药的精髓。大药房的老药工们积极地、毫无保留地向年轻人传授着传统中药技艺,年轻人自觉地参加培训与技能比赛,锤炼着自己的本领,以肩负起传承先辈留下的传统技艺

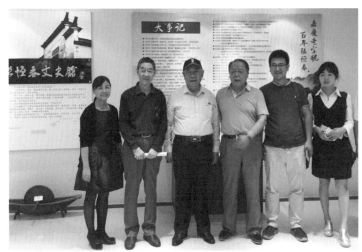

2016 年安徽省中医药管理局原局长、中医世家邓大学先生来公司指导

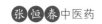

的历史重任。一批中医药行业的资深行家、学者、老中医,不约而同地汇集在张恒春药业:安徽师范大学生命科学院、皖南医学院、中医药高等专科学校的教授将自己的教学、科研与张恒春药业相结合,建立教学实践基地;社会各界的专业人才主动与张恒春研究所合作,参与开展科研工作;年逾古稀的著名安徽省中医药权威、原安徽省中医药管理局局长邓大学长年关注、支持张恒春药业的生产、科研,并给予了多方面的指导与帮助。

张恒春中医药文化的传承与保护,重新唤起了曾经享誉大江南北的张恒春药号的声誉,各地的药品经销商纷至沓来,张恒春牌中成药大踏步地走向全国市场,受到了广大医患和消费者的欢迎。今天,张恒春药业正蓄势待发,意欲和国药界的同人们携中华文明之国粹走出国门、走向世界。

第四节
春风沐雨　创新发展

21世纪是我国全面建成小康社会、实现中华民族伟大复兴的新时代,这个时代给予了人们实现梦想的各种可能性和发展机遇。春风化雨、润泽万物,在党和政府大力支持与鼓励民营经济发展的大环境下,百年老字号张恒春将继续秉持"福富同享"的价值理念,发挥中医药传统优势,服务不同的消费群体,形成适应新时代的企业发展战略。

历史夯实我们成长的基石,理想给予我们前进的动力。无论是一个国家,还是一个企业,在其历史进程的关键时期,首先要确立正确的发展目标,并为此制定总体的战略规划。正如一百多年前,张恒春药号掌门张文玉为多元化经营提出的"深购远销、批零兼营"构想,带来了药号历史性的飞跃。今天的张恒春更面临着时代发展的新阶段,采取什么样的战略,关乎着未来的前程。

以新一代掌门人王伟杰为代表的核心团队,在清醒认识新时代历史特征的情况下,规划了张恒春药业的发展战略并不断践行。这就是面向未来、面向世界,实行传承与创新相结合,生产与科研相结合,以张恒春中医药文化为核

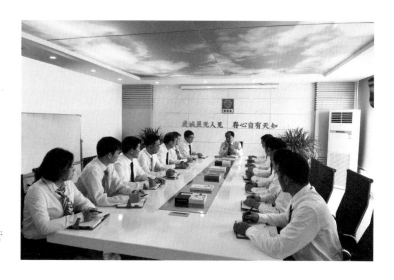

2017 年公司核心管理层会议

心,塑造开拓进取的精神面貌,激发企业的内生动力。通过文史整合、品牌铸造、非遗保护、新兴传媒等措施与手段,充分利用社会资源,创新产学研合作模式,建设非遗文化传习基地、非遗技艺传习基地和中医药文化体验馆等,在用现代科技改造传统中药产业的同时,积极"跨界",以构建药食同源类食品、药妆轻奢品、养生体验等大健康产业及服务体系。

一个企业短期的生存可以靠某种机遇或偶然的幸运,而要成为一个长盛不衰、活力永存的百年企业,离不开企业文化建设。企业文化犹如企业的灵魂,是现代企业生存、发展的源泉。没有灵魂的企业注定是无法长久的。在传承优秀历史文化的基础上,与时俱进、不断创新,是百年企业永葆青春的法宝。张恒春企业文化的核心是它的中医药文化,建设张恒春企业文化,主要是加强对张恒春中医药文化的传承、保护与发展,并给予张恒春人共同的价值取向与文化认同,使之成为凝聚人心、激发潜能、提供科研资源的宝库。

为实现战略蓝图,张恒春药业在培养医药兼修人才的同时,顺应现代社会发展,将建立一支高素质、有文化、有信仰的创新型人才队伍作为重要任务。为此,企业开设了第一期后备干部培训班,启动新型医药工匠培养计划和人才激励与提升计划,采取在安徽中医药高等专科学校设立"恒春班",与皖南医学院共建联合培养与教学实践基地等一系列措施,强力营造"尊重人才、激励创新"的良好氛围,因此被安徽省经信委、教育厅联合评定为"产学研联合示范企业"。

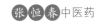
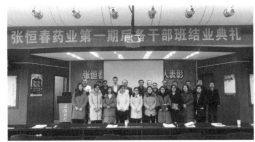
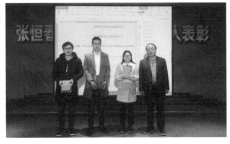

2018年张恒春药业后备干部培训暨表彰大会

中药企业走向未来、走向世界,离不开一支具有现代化视野、兼备传统工匠技艺的复合型人才队伍。张恒春药业的人才培养继承了张恒春学徒制的传统,坚持医药兼修,对新入职的员工,实行了"一带一"或"一带多"的方式,指定专人作为带教老师,帮助他们尽快将书本知识与实际相结合。一大批毕业生经过培养,分别走上了公司技术、管理等岗位。对中层技术、管理人才的培养,则采取了工匠式的培训模式。公司聘请专家、老药工、中医师担任理论和实际操作的授课任务;培训内容包括中药饮片质量鉴定,中药材炮制的蒸、炒、制、煅,中药制剂的粗料粉碎、研配、泛丸;教学采取了脱产面授与实际操作相结合的方法。从2015年起,张恒春启动多方位人才培养方案,以进一步构建"张恒春新型工匠培养体系",将现代制药工程师与传统医药工匠相结合,锻炼出更适合现代化中药行业发展的人才。

张恒春在传承历史文化的同时,开始运用现代经营管理理论对传统文化元素进行在继承基础上的改革创新,在医药双修的基础上,提出"名店、名医、名方、名药"四位一体的长远经营方略,开始一系列的创新和转型,首先出台了

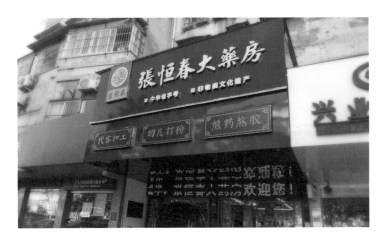

张恒春大药房

张恒春大药房的改造方案,并完成了店面设计改造,恢复了加工后坊,提供手工切片、打粉、制丸、熬胶等特色服务,前堂设有坐堂医生,把脉开方。改造后的张恒春大药房古色古香,散发着徽派韵味,成为四位一体模式的范本。

在经营上,张恒春将更加注重品牌运营与企业形象塑造,统一形象、统一模式、统一服务。在连锁运营中,实行点、面布局,成立"张恒春传承店管理中心"。在市场拓展、资本运营中,注重选择全国范围内价值观相同的医药同人,通过合伙人等模式以资本、技艺、秘方入股并授牌,打造全国范围的张恒春高品质传承店的实体营销网络。

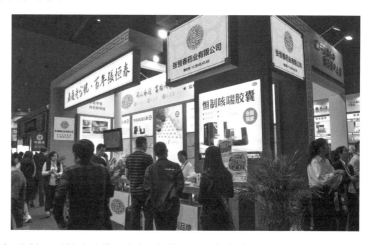

张恒春参加大型药
交会展区

在信息化高度发达的互联网时代,张恒春传承了其先辈开放的视野,顺应潮流,全面引入"互联网+"思维,先后获得了药品互联网信息许可证、交易许可证,全力打造张恒春电子商务系统;建设张恒春药业官网、微信公众号,使之成为文化传播、品牌塑造、市场拓展的重要平台。同时,将社交工具、网络社区、电商微商、微信微店、团购众筹等新模式引入营销系统,实现了线下与线上的结合,并不断完善实体销售与网络销售的结合,快速完成营销模式的升级换代。

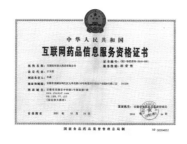
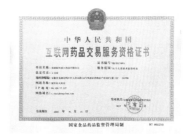

互联网药品信息服
务资格证书

　　为了有效服务于"互联网+"的营销新模式,张恒春将陆续完成内部基础管理规范化、管理流程信息化、决策信息化、客户管理信息化、中医医疗服务监管信息化等。

　　张恒春药业秉承"存心于仁"的服务理念,想患者之所想、急患者之所急,成立了"张恒春慢病管理中心",以独家治慢性病的特效药恒制咳喘胶囊、十七味填精胶囊为载体,通过对相关病种的数据管理、大数据分析、就医用药、咨询服务等手段,成为慢病患者的贴身管家,从而探索大健康理念下中药产品与中医服务相结合的新模式。

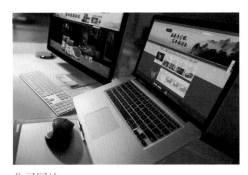　　　　　　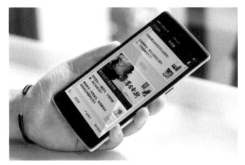

公司网站　　　　　　　　　　　　　　　　　　　　　　　公司微信平台

　　近年来,张恒春药业通过对张恒春中医药文化的发掘、研究,拓宽了企业发展的新思路。作为有着"普药立世、服务大众"传统的张恒春,时刻关注当代人民大众身体健康问题。改革开放以来,中国人民的物质生活水平大幅度提高,各种"富贵病"、慢性病已经成为人们身体健康的主要威胁。正如中国工程院院士、著名呼吸病学专家钟南山所说,中医保健是很可取的;中医药最可贵之处是"治未病",调节改善全身的功能状态,最突出的是注重整体的理念。(《南方日报》2016年3月8日特派记者/曹斯 靳延明)张恒春高度重视中医药在"治未病"方面的重要作用,充分发挥医养结合、食疗同源的传统,主动、积极地服务于"健康中国"事业。把"健康"产业作为自身发展的一个方向,研发、生产寓疗于食的健康食品,以滋补、养生、治未病的理念与方式,惠及人民大众。

　　研发、创新是企业发展的动力,唯有不断创新,企业才能永葆活力。张恒春药业秉承"尊古创新"的发展理念,长期保持着对科技研发项目的高投入。近三年来,组织实施了"安徽道地药材牡丹皮、断血流品质提升"等重点科研攻关项目,在基础研究与应用开发过程中,高度重视知识产权保护工作,紧密结

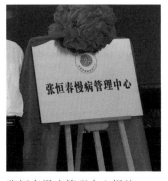

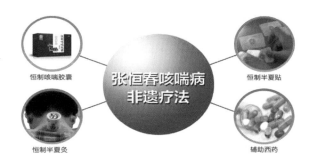

张恒春慢病管理中心揭牌   张恒春咳喘病非遗疗法示意图

合非物质文化遗产项目的传承活动。目前,经公司授权的独家配方发明专利3项、老处方及制备方法发明18项、技术诀窍17项,大多数得到了成果转化。其中六味地黄丸浓缩丸、逍遥丸浓缩丸等为被认定的高新技术产品,陆续投放市场,为公司赢得了丰厚的利润。同时,张恒春采取优势优先的原则,支持符合自身产业发展方向的高新技术改造项目、科技成果转化项目和具有自主知识产权、高附加值项目,推动着企业可持续发展。

为了建立研发、创新的长效机制,张恒春制定"一中心一院一基地一站"计划。一个中心即张恒春技术中心,为安徽省省级企业技术中心;一院即张恒春中医药研究院;一基地即产学研基地;一站即院士工作站。

2017年11月24日,王伟杰董事长带队赴中国科学院过程工程研究所洽谈合作事项。中国科学院过程工程研究所是中科院唯一一个承担医药领域研究

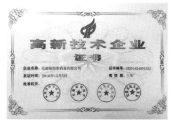

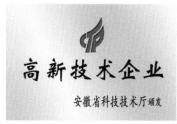

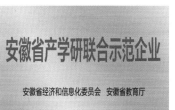

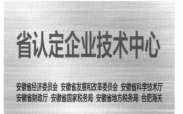

张恒春药业通过的科技认定

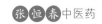

的研究所,其中生化工程实验室是国家级重点实验室。双方在深入交流的基础上,就张恒春独家产品二次开发、大健康产品研制开发、院士工作站建立、人才合作培养、项目合作开发等多个方面展开合作达成共识,并就此形成了合作框架协议。这是张恒春历史发展中的一个重要举措,它预示着张恒春的创新发展迈向一个新的高度。

　　道地药材是中药质量的基本保障,坚持使用道地药材是张恒春一贯坚持的原则。为了确保道地药材的供应,近年来张恒春药业逐步建立了道地药材生产基地,诸如张恒春凤丹种植基地、张恒春长白山梅花鹿养殖基地、张恒春长白山人参基地等。

　　今天的张恒春已拥有芜湖张恒春药业有限公司、张恒春医药有限公司、张恒春大药房有限公司、张恒春医药科技有限公司和张恒春健康产业投资发展有限公司等,初步形成一条从药材种植、成药生产、科技研发到医药批发和零售、中医医疗乃至健康旅游的完整中医药产业链,成为安徽省中医药领域的代表性企业。

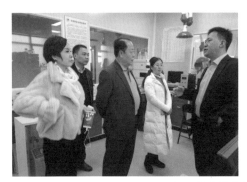
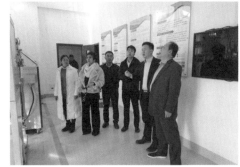

2017年王伟杰董事长在中科院交流研讨

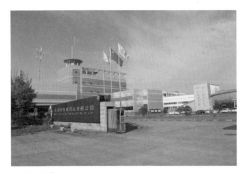
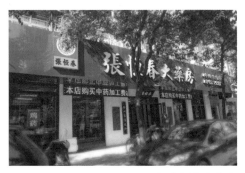

张恒春药业　　　　　　　　　　　　　　　　　　　　　　　张恒春大药房

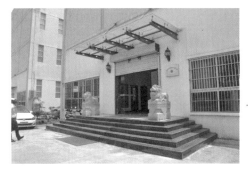

张恒春医药

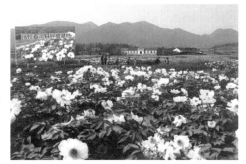

张恒春凤丹种植基地

　　雄关漫道真如铁，而今迈步从头越。历史将中华民族的伟大复兴、中华文明再度辉煌的重任，摆在了我们面前。中医药是中华民族对世界的伟大贡献，如今越来越多的国家、越来越多的民族已经认识到中医药的巨大价值。作为中华民族的国粹——中医中药走出国门，服务于世界人民，已经成为中华文明影响世界造福全人类的重要资源。经历了两百多年风雨洗礼的张恒春，将秉承张恒春中医药文化的优秀传统，坚持改革创新、不断进取，搏击沧海，再续品牌辉煌，为国家和社会做出更大的贡献。

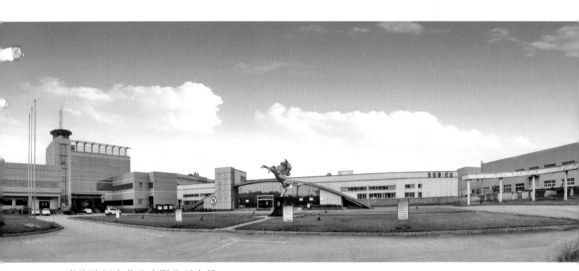

芜湖张恒春药业有限公司全景